中医实用技术丛书

推拿疗法速成图解

主编 柴铁劬
编者 袁健强 占大权
绘图 柴 丹 郝 雨

科学技术文献出版社
Scientific and Technical Documents Publishing House
北京

(京)新登字 130 号

内 容 简 介

本书首先介绍了推拿疗法的基础理论知识，包括推拿疗法的治疗机理、作用及特点，推拿手法的基本种类及特点，推拿疗法的适应证、禁忌证、常见反应、处理方法以及注意事项。之后重点介绍了64种常见内科疾病、骨伤科及外科疾病、泌尿生殖系统疾病、妇儿科疾病、皮肤五官科疾病的推拿治疗，包括疾病定义、分型取穴、推拿治疗方法、病例举例等。该书从基础理论到疾病的治疗均附插图，内容科学，通俗易懂，可作为基层医务工作者和广大群众自学自用的重要参考书。

科学技术文献出版社是国家科学技术部系统惟一一家中央级综合性科技出版机构，我们所有的努力都是为了使您增长知识和才干。

目 录

第一章 推拿疗法的基础理论知识 …………………………（1）

第二章 内科疾病 ……………………………………………（11）

第一节 感冒 ……………………………………………（11）
第二节 咳嗽 ……………………………………………（17）
第三节 哮喘 ……………………………………………（23）
第四节 肺炎 ……………………………………………（28）
第五节 肺气肿 …………………………………………（30）
第六节 高血压 …………………………………………（35）
第七节 惊悸 ……………………………………………（40）
第八节 健忘 ……………………………………………（44）
第九节 眩晕 ……………………………………………（47）
第十节 慢性胃炎 ………………………………………（57）
第十一节 胃下垂 ………………………………………（62）
第十二节 胃痉挛 ………………………………………（65）
第十三节 泄泻 …………………………………………（70）
第十四节 呕吐 …………………………………………（75）
第十五节 腹痛 …………………………………………（79）
第十六节 腹胀 …………………………………………（81）
第十七节 呃逆 …………………………………………（84）
第十八节 便秘 …………………………………………（87）
第十九节 偏瘫 …………………………………………（91）
第二十节 面瘫 …………………………………………（94）
第二十一节 面痛 ………………………………………（98）
第二十二节 胁肋痛 ……………………………………（100）
第二十三节 坐骨神经痛 ………………………………（103）
第二十四节 头痛 ………………………………………（107）

第二十五节	失眠	(113)
第二十六节	糖尿病	(120)
第二十七节	肥胖症	(127)

第三章　骨伤科及外科疾病　(132)

第一节	颈椎病	(132)
第二节	落枕	(135)
第三节	肩周炎	(137)
第四节	网球肘	(139)
第五节	踝关节扭伤	(141)
第六节	足跟痛	(143)
第七节	慢性腰痛	(145)
第八节	腰椎间盘突出症	(147)
第九节	类风湿性关节炎	(150)
第十节	痔疮	(152)

第四章　泌尿生殖系统疾病　(156)

第一节	阳痿	(156)
第二节	遗精	(161)
第三节	慢性前列腺炎	(164)
第四节	泌尿系结石	(166)
第五节	水肿(肾炎)	(168)
第六节	尿潴留(癃闭)	(171)

第五章　妇儿科疾病　(176)

第一节	月经不调	(176)
第二节	痛经	(183)
第三节	崩漏	(189)
第四节	带下	(196)
第五节	盆腔炎	(200)
第六节	子宫脱垂	(204)
第七节	产后腹痛	(208)
第八节	产后缺乳	(212)

第九节　小儿腹泻 …………………………………… (216)
　　第十节　小儿遗尿 …………………………………… (224)
　　第十一节　小儿疳积 ………………………………… (231)

第六章　皮肤五官科疾病 ………………………………… (236)
　　第一节　痤疮 ………………………………………… (236)
　　第二节　荨麻疹 ……………………………………… (238)
　　第三节　湿疹 ………………………………………… (241)
　　第四节　麦粒肿 ……………………………………… (245)
　　第五节　耳鸣、耳聋 ………………………………… (249)
　　第六节　鼻出血 ……………………………………… (250)
　　第七节　慢性鼻炎 …………………………………… (251)
　　第八节　过敏性鼻炎 ………………………………… (254)
　　第九节　慢性咽炎 …………………………………… (256)
　　第十节　扁桃体炎 …………………………………… (259)

参考文献 …………………………………………………… (262)

第一章 推拿疗法的基础理论知识

一、定义

推拿疗法,是推拿学的重要组成部分,是在中医理论指导下,结合现代医学理论,运用推拿手法施术于人体特定的部位和穴位,以达到防病治病目的的一门临床治疗方法。

二、治疗机理

推拿是通过手法作用于人体体表的经络、穴位、特定部位,以调节机体的生理、病理状况,来达到治病的目的。各种手法从表面上看是一种机械力的刺激,但熟练而高超的手法便产生了"功",这种功是医生根据具体病情,运用各种手法技巧而操作的。一方面直接起着局部治疗作用;另一方面还可以转换成各种不同的能量和信息,通过神经、体液等系统,对人体的神经、循环、消化、泌尿、免疫、内分泌、运动等系统及镇痛机制都有一定的影响,从而治疗不同系统的疾患。

三、推拿疗法的作用及特点

(一)作用

1. 调整脏腑

推拿的直接作用是通过手法刺激相应的体表穴位、痛点,间接作用是通过经络的连属与传导作用,对内脏功能进行调节,调整阴阳、补虚泻实,达到治疗疾病的目的。

2. 疏通经络

推拿手法作用于体表的经络穴位上,可引起局部经络反应,起到激发和调整经气的作用,并通过经络影响所连属的脏腑、组织、肢节的功能活动,以调节机体的生理、病理状况,达到百脉疏通,五脏安和,使人体恢复正常生理功能的目的。所谓"经脉所至,主治所及"就是这个道理。

3. 行气活血

推拿对气血运行的促进作用,是通过手法在体表经穴、部位的直接刺激而使局部的毛细血管扩张、肌肉血管的痉挛缓解或消除、经脉通畅、血液循环加快、瘀血消除等来实现的。

4. 理筋整复

推拿疗法对治疗筋伤后产生的"筋出槽,骨错缝"等有关组织解剖位置异常的一系列病理变化,对小关节紊乱,肌腱滑脱,不全脱位,关节错缝,椎间盘突出,肌肉或韧带、筋膜等部分纤维撕裂等病证,疗效显著。

(二)特点

1. 适应证广泛

目前我国的手法治疗已经适用于临床各科的某些疾病(不是所有的疾病),尤其对一些运动系统的伤病,慢性、功能性疾病,以及某些器质性病变,如肠粘连、糖尿病、高血压等均有较好的效果。

2. 安全有效

一般药物治疗往往会产生这样或那样的副作用,特别是需要长期服用某些药物的患者,因药物的副作用而产生很多顾虑,以致影响治疗效果。手法治疗是一种比较安全可靠、无副作用的治疗方法。

3. 简便易行

只要学会常用的各种手法,不需要任何特殊设备,只用一双手,随时随地都可以进行治疗。

四、常用推拿手法及其特点

推拿的常用基本手法大致可分为按压类、摆动类、摩擦类、捏拿类、捶振类和活动关节类 6 大类。

(一)按压类手法

按压类手法是以按压的方式作用于机体的一类手法。根据治疗需要,按压的力量有强有弱,按压的面积有大有小,按压的时间有长有短。按压类手法能应用于全身各个部位,其中按法、压法、揉法、点法、掐法、踩跷法刺激力量较强;押法、掩法、扪法、拨法刺激力量较弱。

1. 按法

术者将手指或掌面置于体表,逐渐用力下压的手法,属按法,也称为"抑法"。用拇指或食指、中指、无名指指端或指腹面按压,称为"指按法",

其中又以拇指按法较为常用；用掌根、鱼际或全掌按压，称为"掌按法"，作用面较大，其局部刺激强度弱于指按法。按法常可与其他手法结合使用，如与揉法结合，称为"按揉法"。

2. 压法

术者用手掌心或掌根进行按压。按压时也可在体表上缓慢滑动。掌压接触面较大，压力大而柔和，多施用于肩背、腰部，有缓解筋脉拘急的作用。

3. 揉法

术者用手指指腹或双手掌紧贴在体表上，稍用力向下按压，然后带动肌肤作轻柔缓和的回旋转动。用掌根揉的，称为"掌揉法"；用手掌大鱼际肌部揉的，称为"鱼际揉法"；用手指揉的，称为"指揉法"。掌揉法施用于腰、背、臀部及四肢，鱼际揉法施用于头面及胸腹部，指揉法主要作用于穴位及压痛点上。

4. 点法

术者用手指的指端或屈曲的近端指关节，或肘部尺骨鹰嘴突部按压或点击体表。点法接触面较小，刺激强度大，多用于穴位及压痛点上，止痛效果较好。

5. 掐法

术者用指甲掐按体表的穴位，亦称"爪法"、"切法"。掐法接触面小，刺激比点法还强。如用于人中穴及肢端穴位上，有开窍醒脑作用，惊厥、昏迷常用此法。

6. 拨法

术者用手指指端按在筋腱上，适当用力作与筋腱成垂直方面的往返拨动。常用治筋脉挛急等症。

7. 押法

术者将手指指腹按在体表上不动，刺激量比压法要小。

8. 掩法

术者以手掌轻轻地覆置于体表的一定部位上，多用于患儿的脐部。

9. 扣法

术者将手掌擦热后，迅速地轻放在体表上。如用于脘腹部，有温中作用，以治疗寒性腹痛、腹泻等症。用于头顶部，有祛风散寒作用，以治疗感冒、头痛等症。

10. 踩跷法

3

术者用单足或双足踩在治疗部位上揉压或做弹跳动作(弹跳时,足尖不得离开治疗部位),术者尚需借助器物承担一部分自身的体重,以控制踩跻力量的大小。本法多用于腰臀及下肢部。其中弹跳踩跻法适用于腰部,治疗腰椎间盘突出症等疾患。使用本法应严格选择适应证,体虚或骨质疏松等症不可使用。

(二)摆动类手法

摆动类手法是通过腕部有节奏的摆动,使压力轻重交替地呈脉冲式持续作用于机体的一类手法,包括有一指禅推法、缠法、滚法等。

1. 一指禅推法

术者将拇指的指端、指腹或桡侧偏峰置于体表,运用腕部的来回摆动带动拇指指间关节的屈伸,使压力轻重交替、持续不断地作用于治疗部位上。每分钟摆动一般为120~160次。本法接触面小,渗透力强,可广泛应用于全身各部穴位上。

2. 滚法

将手部各掌指关节略为屈曲,以掌背近小指侧部贴于治疗部位上,然后有节奏地作腕关节屈伸和前臂旋转的协同动作,使贴于治疗部位上的掌背部分作来回滚动。一般每分钟摆动120~160次。本法多用于颈项、腰背及四肢部。

3. 缠法

动作与一指禅推法相同,但摆动速度较快,每分钟达200次左右,有较强的消散作用。

(三)摩擦类手法

摩擦类手法是以在肌肤表面摩擦的方法进行治疗的一类手法。其中,有些手法是使之摩擦发热,有些手法是推动气血,有些手法则是以摩擦的形式揉搓肌肤。摩擦发热的手法,主要是擦法,适用于胸腹、四肢、腰背部;推动气血的手法有摩法、开法、合法、推法、运法、刮法等,适用于头面、胸腹及四肢部;揉搓肌肤的手法有搓法、抹法、扫散法等,适用于四肢或头面等部。

1. 擦法

术者将手掌紧贴于皮肤表面,稍用力作来回直线摩擦,使局部发热。用全掌着力摩擦的,称为"掌擦法",适用于胸胁及腹部;用大鱼际着力摩擦的,称为"鱼际擦法",适用于四肢部;用小鱼际着力摩擦时,称为"侧擦法",适用于肩背、腰臀及下肢部。

2. 摩法

术者以手掌面或手指指腹置于体表上,作轻缓的盘旋摩动。用手掌面摩动的,称为"掌摩法";用手指指腹摩动的,称为"指摩法"。摩法主要适用于胸胁及腹部。古代施行摩法时,常根据病情涂抹各种药膏,称为"膏摩"法。

3. 分法与合法

分法又称"开法";合法又称"和法"。前者是术者用两手拇指指腹或手掌,在体表上的某一处向其两侧分开推动,后者是术者用两手拇指指腹或手掌,在体表治疗部位上分别从两侧向中间合拢。分法,有疏散气血之意;合法,是聚合气血之义。这些手法主要应用于小儿的临床推拿治疗。

4. 推法

用手掌或手指指腹置于治疗部位上,向前作单方向移动。推法类似擦法,但擦法是用力来回摩擦,要求达到局部发热;推法则是轻快柔和地单向推动,操作时虽连续不断,但在手返回推出起点时,不能在体表上摩擦,其意是推动气血行进,不要求局部发热。作直线推动的称"直推法"、"平推法",作回旋推动的称"旋推法"。有些小儿推拿书籍中所描述的"运法",如运太阳、运八卦,即是旋推法。推法适用于全身各个部位。

5. 指法与刮法

都是用手指指腹面掠擦治疗部位。轻快地掠擦称"指法",较重地掠擦称"刮法"。刮法,还可用光滑竹片边缘掠擦治疗部位。指法与刮法,主要适用于胸背和四肢部。

6. 搓法

用两手掌面夹住肢体,轻轻地作快速来回搓揉。适用于四肢及胁肋部。

7. 抹法

用拇指指腹或手掌面紧贴于体表上,略用力,缓慢地作上下、左右往返移动。多用于头部、颈项及胸腹部。

8. 扫散法

用拇指桡侧面及其余4指指端,同时贴于头颞部,稍用力向耳后作快速来回抹动。常用于头痛、头胀、高血压等疾患。

（四）捏拿类手法

捏拿类手法是以挤压提捏肌肤的方法作用于机体的一类手法。这类手法有拿法、捏法、挤法、拧法、扭法、提法、挪法、扯法、弹法、抓法、捻法等。捏拿类手法是刺激较强的手法。

1. 拿法

术者用拇指和食指、中指的指腹，或用拇指和其余4指的指腹，对合紧夹治疗部位并将其肌肤提起。适用于肩背及四肢部。捏法、挤法、拧法、扭法、扯法、提法及挪法都是与拿法动作相似的手法。"捏法"是用拇指与食指或拇指与食指、中指挤捏肌肤。"挤法"、"拧法"、"扭法"、"扯法"的动作大同小异，是用拇指末节指面和食指中节的桡侧面，或将食指、中指略屈曲，用其中节夹住肌肤，提起扭转。"提法"是在拿法、捏法、挤法、拧法、扭法的操作过程中，把夹住的肌肤再用力往上牵拉。"挪法"是把手掌摊平，置于治疗部位上，然后如握拳状将该部位的肌肤提起片刻，再放开手掌稍向前移，如此不断地向前提捏、放开进行操作。

2. 弹法

即术者用力提捏肌肤后，迅速放开，使肌肤恢复原状，适用于肌肉丰厚处。另一种操作方法是将中指屈曲，中指甲置于拇指面成环状，然后将中指迅速弹出，击打患处，亦称弹法。

3. 捻法

用拇指的指腹及食指桡侧面夹住治疗部位，如捻线状来回捻揉。多施用于指、趾处。

4. 抓法

五指分开，满掌拿捏治疗部位，着力点在五指之端。常用于头顶部及肌肉丰厚处。以掌统握者，称为"擒法"。

（五）捶振类手法

捶振类手法是以拍击的方式作用于机体，或使机体产生振动感应的一类手法。常用的捶振法有拍、击、叩、劈、啄、振、捣、抖等。

1. 拍法

术者手握空拳，以虚掌有节奏地拍打治疗部位。如用掌根或拳背部击打治疗部位，称为"击法"；用桑枝棒进行击打，又称"棒击法"；用空拳有节奏地击打治疗部位，称"捶法"（叩法）；用手掌尺侧部击打，又称"劈法"；

用合拢的五指指端敲击治疗部位,称为"啄法";用屈曲的食指或中指的近侧指间关节的背面进行叩击,称为"捣法"。这些手法适用于肩背及四肢部。

2. 振法

又称"颤法"、"振颤法",用指端或手掌置于治疗部位上,使手臂发出的震颤波传递到机体。指振法常用于头面及胸腹,掌振法主要用于胸腹。也可用一手手掌按在治疗部位上,另一手握空拳有节奏地叩击按在治疗部位上的手背,使其局部深层有振动感觉,称为"振动法",常用于胸背部。

3. 抖法

术者用手握住患肢的远端,用力作上下抖动,使患者肢体呈波浪式抖动,有放松肌肉和关节等作用。

(六)活动关节类手法

活动关节类手法是指对病人的肢体关节进行屈伸、内收、外展、旋转、牵拉等的一类手法,也称为被动运动。其形式可根据关节的结构特点和病症治疗的需要选用。操作时病人肌肉要尽量放松,活动关节的幅度、力量要恰当。不可突然强力牵拉,以免加重肌痉挛和引起损伤。

1. 摇法

术者一手固定关节的一端,一手在关节的另一端,对可动关节作顺时针或逆时针方向的摇动,亦称"运法"。应用于颈、腰及四肢关节部。活动幅度较大的摇法,又称为"盘法"。有些小儿推拿疗法中所称的"运法",除了本操作法外,是指"指摩法"及"旋推法"。

2. 拉法

又称"牵法"、"牵引法"、"引伸法"、"拨法"、"拽法"。术者固定肢体一端,并持续用力牵拉肢体的另一端。适用于四肢关节及颈、腰部。使用这类手法,应缓慢、持续地牵引,切忌用暴发力。

3. 背法

术者与患者背靠背站立,用双肘挽住患者的肘弯部,然后弯腰、屈膝、挺臀,将患者背起,使其双脚离地。同时,术者以臀部用力颠动,牵伸患者的脊柱腰段。背法的作用与拉法相同,使关节的间隙拉开,适用于腰部。

4. 扳法

又称"搬法",是施术者两手作相反方面的用力,使患者关节作屈伸及旋转活动的一种推拿手法。有扳颈、扳腰、扳肩、扳肘、扳腕（踝）等法之分。其扳动的幅度，须根据关节正常的生理活动范围及其病理状况而定，手法需轻巧柔和。

无论何种推拿手法，其操作的技术要求是"持久、有力、均匀、柔和"。在此基础上达到"深透"。所谓"持久"，就是要求术者的手法操作能够维持在一定的时间内不走样，不虚乏；"有力"是指手法操作必须具有一定力量，并能根据患者体质、病情及施术部位的不同而加以调整；"均匀"是要求操作手法力度均衡，不可忽轻忽重，有些手法则应有鲜明的节奏性；"柔和"是要求动作柔缓协调稳健，不可生硬粗暴。"深透"是要使劲力透过皮肤深入到体内，作用到一定范围，不浮泛于体表。因此，应用推拿手法者应该经常练习手法技巧和锻炼指、腕、臂力，才能熟而生巧，应用自如。

五、适应证及禁忌证

（一）推拿治疗的适应证

（1）伤科疾病　各种急、慢性脊柱、四肢、关节等部位的闭合性软组织损伤，骨质增生性疾患等。如各种扭挫伤、关节脱位、肌肉劳损、胸胁岔气、椎间盘突出症、颈椎病、风湿性关节炎、肩周炎、骨折后遗症等。

（2）部分内科疾病　头痛、失眠、胃脘痛、胃下垂、感冒、咳嗽、哮喘、胆绞痛、高血压、心绞痛、糖尿病、便秘、偏瘫、痹证等。

（3）部分外科疾病　手术后肠粘连、乳痈、压疮等。

（4）部分妇科疾病　月经不调、痛经、经前期紧张症、更年期综合征、盆腔炎等。

（5）儿科疾病　感冒、发热、咳嗽、哮喘、腹痛、泄泻、呕吐、便秘、遗尿、消化不良、斜颈、脑瘫等。

（6）部分五官科疾病：咽炎、青少年近视、斜视等。

（二）推拿治疗的禁忌证

（1）开放性的软组织损伤。

（2）某些感染性的运动器官病症，如骨结核、丹毒、骨髓炎、化脓性关节炎等。

（3）某些急性传染病，如肝炎、肺结核等。

（4）各种出血病，如便血、尿血、外伤性出血等。

(5)皮肤病变的局部,如烫伤与溃疡性皮炎的局部。

(6)肿瘤、骨折早期、截瘫初期。

(7)孕妇的腰骶部、臀部、腹部。

(8)女性的经期不宜用或慎用推拿。

(9)老年体弱、久病体虚、过度疲劳、过饥过饱、醉酒之后、严重心脏病及病情危重者禁用或慎用推拿。

六、常见反应、处理方法及注意事项

(一)常见反应及处理方法

1. 软组织损伤

软组织损伤包括皮肤、皮下组织、肌肉、肌腱、韧带、关节附件等的损伤。预防及处理:要求医者加强手法基本功的训练,正确掌握各种手法的动作要领,提高手法熟练程度。

2. 骨与关节损伤

主要有骨折和脱位两大类。

预防及处理:要求施术者对骨与关节的解剖结构和正常的活动幅度有深刻的了解;在推拿治疗时不乱使用强刺激手法及大幅度地超越骨与关节的活动范围,一旦发生意外应及早处理,同时要分辨是局部损伤还是合并有邻近脏器的损伤。

3. 腰椎压缩性骨折

单纯腰椎压缩性骨折,是指椎体压缩变形小于1/2,无脊髓损伤者,可采用非手术疗法,指导患者锻炼腰背伸肌,可以使压缩的椎体复原,早期锻炼不致于产生骨质疏松现象,通过锻炼增强背伸肌的力量,避免慢性腰痛后遗症的发生。对于脊柱不稳定的损伤,即椎体压缩变形大于1/2,同时伴有棘上、棘间韧带损伤或附件骨折,或伴有脊髓损伤者,应以手术为主。

4. 环枢关节脱位

预防及处理:环枢关节脱位属于高颈位损伤。多为自发性,可由颈部、咽后部感染引起的环枢韧带损伤,也可以由推拿手法,在外力作用下引起颈椎关节脱位。因而在颈部手法操作特别是颈部旋转复位类手法之前,应常规摄X线片,检查血常规、红细胞沉降率等,以排除颈部、咽部及其他感染病灶,了解其疾病的变化和转归,方能行颈部推拿手法,但不宜超过45°,颈部扳法不要求有弹响声。

5. 神经系统损伤

预防及处理:在颈部进行侧屈被动运动时,尤其要注意,颈椎侧屈运动的生理范围只有45°,被动运动时绝对不能超过此界线,同时切忌使用猛烈而急剧的侧屈运动。

6. 休克

预防及处理:为了防止推拿治疗诱发休克意外,临床上必须做到,空腹患者不予推拿治疗,剧烈运动或过度劳累后的患者不予重手法治疗。使用重手法刺激时,必须在患者能够忍受的范围内,且排除其他器质性疾病。推拿治疗中,出现休克病症时应该立即终止重手法的不良刺激,如仅表现为心慌气短、皮肤苍白、汗冷等症状,应立即取平卧位,或头低足高位,予口服糖水或静脉注射50%葡萄糖。如症状较重应立即予以抗休克治疗,补充血容量,维持水、电解质和酸碱平衡,运用血管扩张剂,以维护心、脑、肾的正常功能。

(二)注意事项

(1)推拿医师应经过正规的培训,不仅要有熟练的推拿手法技能,还要掌握中医基础理论、经络腧穴以及西医的解剖、生理、病理学等。治疗前应审证求因、辨证辨病,全面了解患者的病情,排除推拿禁忌证。

(2)推拿时,在患者体位符合生理要求的条件下,力求舒适,便于操作。

(3)推拿时医生的手要保持清洁、温暖,并要修剪指甲,以免划破皮肤。

(4)推拿治病必须坚持经常按摩,否则难以达到预期目的。

(5)遇到下述情况,应慎重或不施用推拿:结核菌、化脓杆菌引起的病变;癌症;皮肤病病变损害处、烫伤处等;骨折、血肿者;妇女在怀孕期,不宜在腹部和腰骶部推拿;饥饿及剧烈运动后亦不宜推拿。

第二章 内科疾病

第一节 感　　冒

感冒是一种外感风邪或时行病毒所引起的发热性疾病,现代医学称之为呼吸道感染性疾病。

临床表现为发热、恶寒、头痛、鼻塞、流涕、喷嚏、咳嗽、咽喉肿痛、脉浮。感冒一年四季皆可发病,以冬春寒冷季节为多,是临床常见的多发病。由于外感病邪不同,感冒有风寒、风热和暑湿之分。

一、风寒感冒

(一)症状

恶寒重,发热轻,头痛无汗,流清涕,痰稀白,口不渴,舌淡红,苔薄白,脉浮紧。

(二)治法

1. 选穴

印堂、太阳、迎香、风池、攒竹、风府、风门,眼眶部、前额部、背部膀胱经(见图2-1-1至图2-1-4)。

2. 定位

印堂:在前额部,两眉头的中间。

太阳:在头侧面的颞部,眉梢与目外眦之间,向后约1横指的凹陷中。

迎香:在鼻翼外缘中点旁,鼻唇沟中。

风池:在头后项部,头枕骨之下,与风府穴相平,胸锁乳突肌与斜方肌上端之间的凹陷处。

攒竹:在面部,当眉头陷中,眼眶上切迹处。

风府:在头后项部,当后发际正中直上1寸,枕外隆凸直下,两侧斜方肌之间的凹陷中。

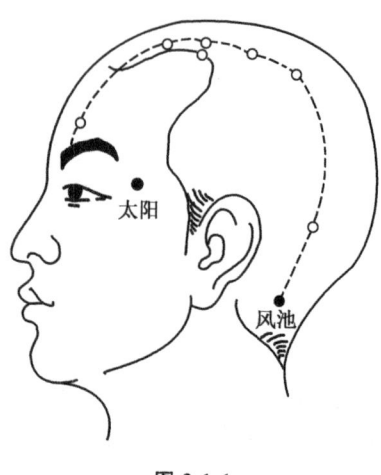

图 2-1-1

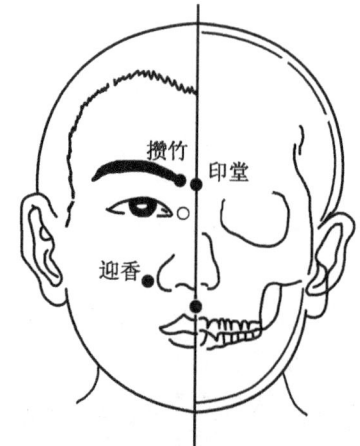

图 2-1-2

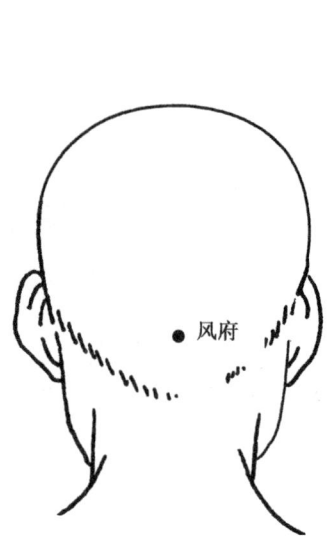

图 2-1-3

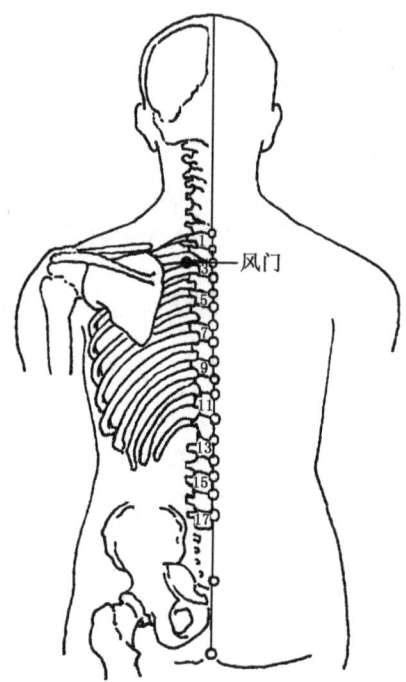

图 2-1-4

风门:在背部第 2 胸椎棘突下,旁开 1.5 寸。

3. 操作方法

患者坐位,医者立于患者前侧,推印堂穴 8～10 遍。按揉双侧太阳、攒竹、迎香穴,每对穴位操作 0.5 分钟。用抹法在头颅两侧分别操作,每侧约 0.5～1 分钟。用分推法在前额、目眶上下及两侧鼻翼,反复推 5～8 遍。患者取坐位,医者立于其体侧,用拇指、食指指面在风池穴上作拿法,再缓慢向下移动拿颈项部两侧直至颈项根部,如此由上自下反复操作 8～10 遍;从前发际到后发际用五指拿法,反复 5～8 遍。擦背部膀胱经(重点擦大杼至膈俞部位),透热为度。拿双侧肩井,稍用力,以酸胀为度。按揉法在风府、风门两穴重点操作,每穴 2 分钟,使项背部有轻松感为度。

二、风热感冒

(一)症状

恶寒轻,发热重,头痛有汗,流浊涕,痰黄稠,口渴,舌红,苔薄黄,脉浮数。

(二)治法

1. 选穴

印堂、上星、百会、曲池、大椎(见图 2-1-5 至图 2-1-7)。

2. 定位

印堂:见前。

上星:头部,前发际正中直上 1 寸。

百会:在头部,前发际正中直上 5 寸,或两耳尖连线的中点处。

曲池:屈肘成直角,当肘横纹外侧端与肱骨外上髁连线中点。

大椎:在背部正中线上,第 7 颈椎棘突下凹陷中。

3. 操作方法

坐位,医者用一指禅推法沿督脉循行自印堂推至上星,反复操作 5 分钟。用按揉法在百会、曲池穴操作 1～2 分钟。横擦大椎穴 5 分钟,以透热为度。

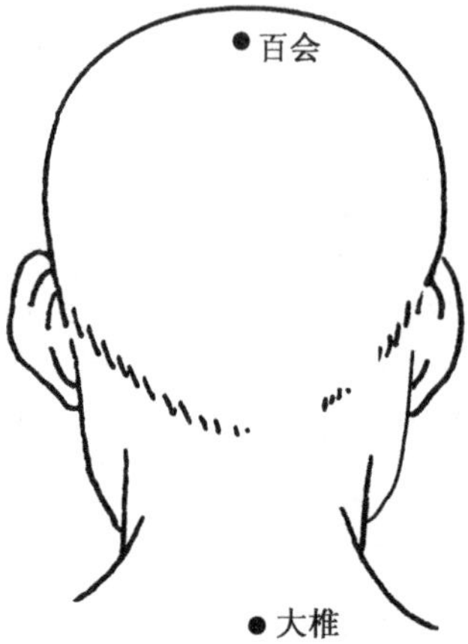

图 2-1-5

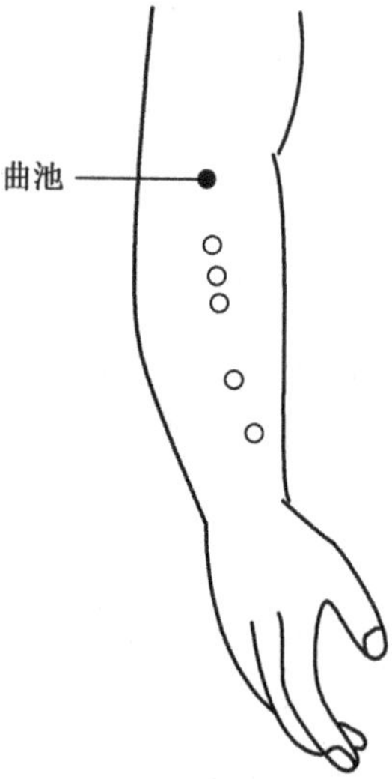

图 2-1-6

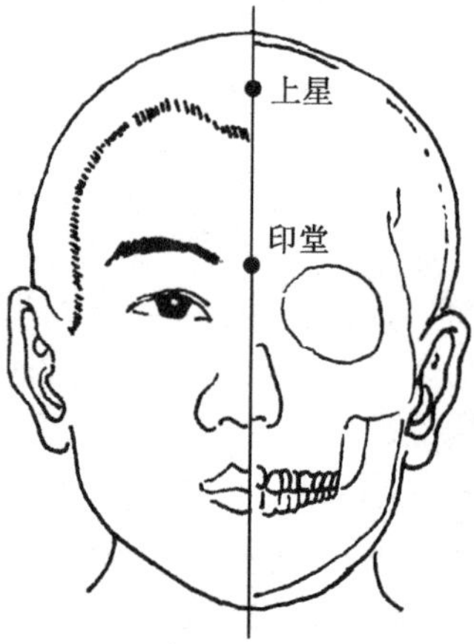

图 2-1-7

三、暑湿感冒

(一)症状

多见于夏季,感受当令暑邪,暑多夹湿,暑湿并重,症见发热、汗出热不解、鼻塞流浊涕,头昏头痛、头胀,身重倦怠,心烦口渴,胸闷欲呕,尿短赤,舌红,苔黄腻,脉濡数。

（二）治法

1. 选穴

心俞、脾俞、胃俞、三阴交（见图 2-1-8 至图 2-1-9）。

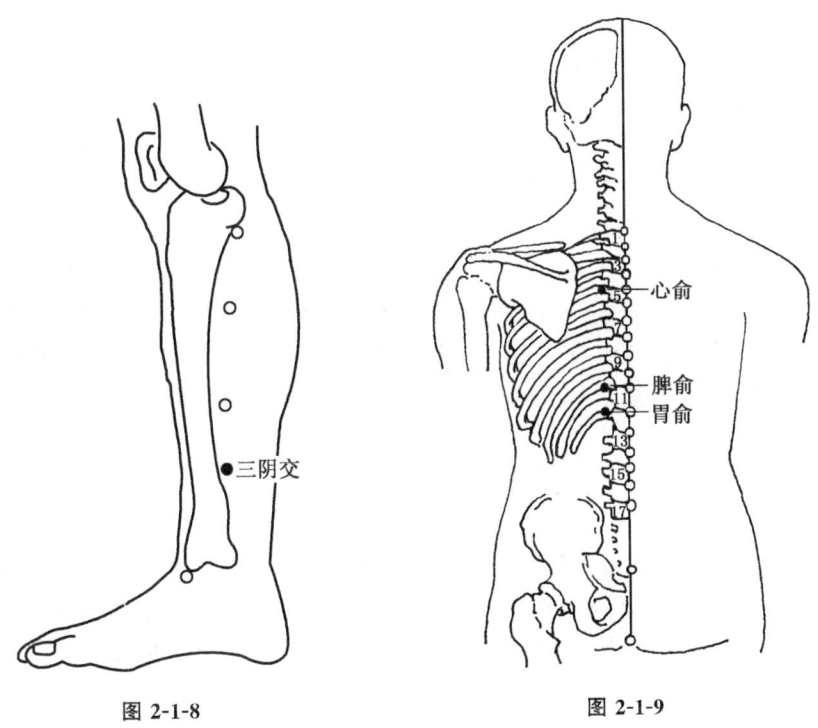

图 2-1-8　　　　　　　　　图 2-1-9

2. 定位

心俞：在背部第 5 胸椎棘突下，旁开 1.5 寸。
脾俞：在背部第 11 胸椎棘突下，旁开 1.5 寸。
胃俞：在背部第 12 胸椎棘突下，旁开 1.5 寸。
三阴交：在小腿内侧，当足内踝尖上 3 寸，胫骨内侧缘后方。

3. 操作方法

按揉法在心俞、脾俞、胃俞穴操作 1~2 分钟。摩揉腹部 5 分钟，拿揉三阴交 1~2 分钟。

四、注意事项

（1）患病期间应注意休息，多饮开水，对恢复健康有益。

(2)多休息,保留复原的体力,也可避免一些并发症,减慢每天的活动,避免过度劳累。

(3)勿吸烟,吸烟会干扰抗感染的纤毛活动,因此感冒时不要吸烟。

(4)保持乐观的心情,可促进免疫系统的活力;避免参加聚会,以免过度消耗体力。

五、病例

患者,男,16岁。因头痛、喷嚏两天就诊。服用抗感冒药未效,现头痛头晕,全身酸痛无力,昏昏欲睡,鼻塞咽干,恶心,无食欲,咽部充血,体温37.6℃。脉浮紧,舌苔薄黄。中医诊断:风寒感冒。治宜散寒解表,通经止痛。按揉风池、合谷、曲池、委中、大椎穴,加成人捏脊法。全部治疗过程20分钟。治疗后,患者顿感轻松,全身似有微汗出。次日来诊,体温36.3℃,除咽部仍稍红外,其余症状完全消除,接揉风池、曲池穴以巩固疗效。治疗2天病愈。

第二节 咳 嗽

咳嗽是机体对侵入气道病邪的一种保护性反应。古人以有声无痰称为咳,有痰无声为之嗽。临床上二者常并见,通称为咳嗽。根据发作时特点及伴随症状的不同,一般可以分为风寒咳嗽、风热咳嗽及风燥咳嗽。

一、风寒咳嗽

(一)症状

咳嗽声音较重,咽痒,咳痰较稀薄,色白,多兼有鼻塞,流清涕,头痛,肢体酸痛,怕冷,或见发热,无汗,舌淡红,苔薄白,脉浮或浮紧。

(二)治法

1. 选穴
天突、中府、身柱、大杼、风门、肺俞、风池、肩井(见图2-2-1至图2-2-4)。

2. 定位
天突:在颈部,当前正中线上,胸骨上窝中央。
中府:在胸前壁的外上方,平第1肋间隙,距前正中线6寸。

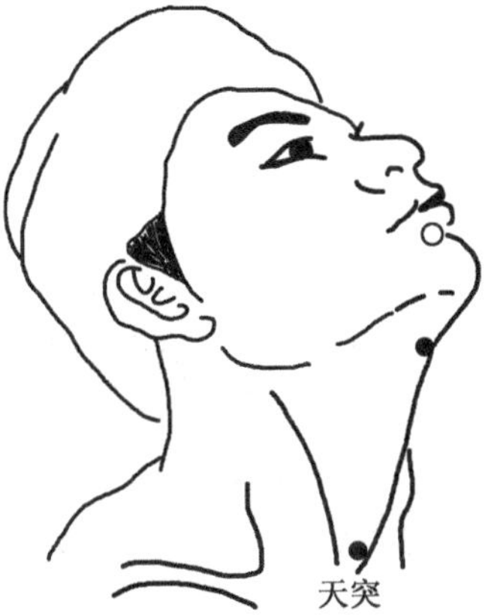

第二章 内科疾病

图 2-2-1

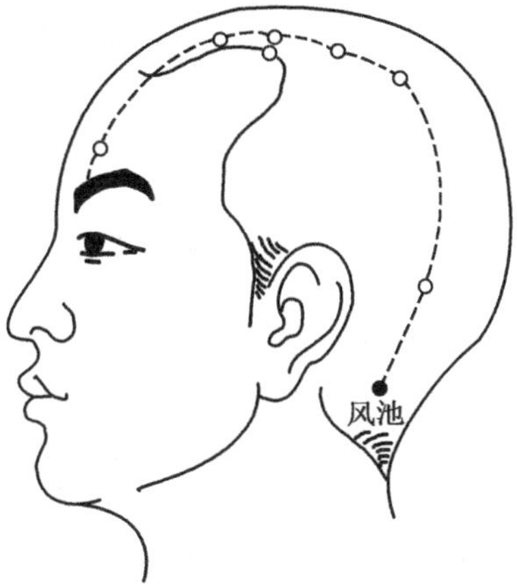

图 2-2-2

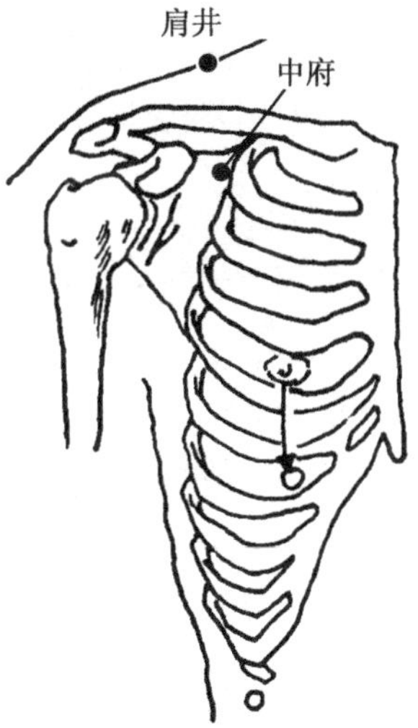

图 2-2-3

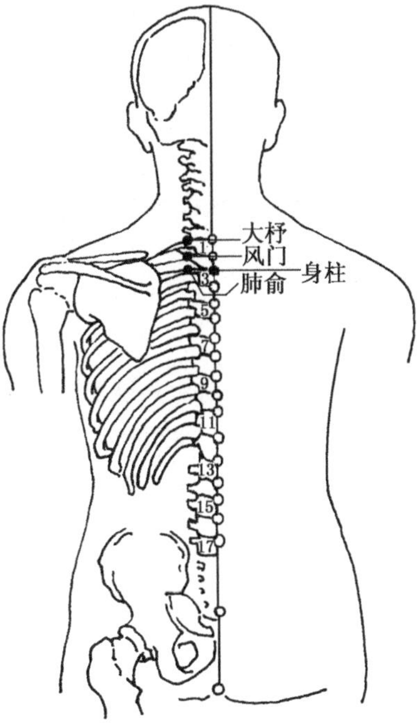

图 2-2-4

身柱：在背部后正中线上，第3胸椎棘突下凹陷中。
大杼：在背部第1胸椎棘突下，旁开1.5寸。

风门:在背部第 2 胸椎棘突下,旁开 1.5 寸。

肺俞:在背部第 3 胸椎棘突下,旁开 1.5 寸。

风池:在头项部,当枕骨之下,与风府相平,胸锁乳突肌与斜方肌上端之间的凹陷处。

肩井:在肩上,前直乳中,当大椎与肩峰端连线的中点。

3. 操作方法

患者仰卧位,医者以中指揉天突、中府各 1 分钟。再以两拇指由胸骨剑突沿肋弓分推两胁肋部 5~10 遍。患者仰卧位,用一指禅推法推身柱、大杼、风门、肺俞,每穴 1 分钟。用拇指点按风池、风府两穴,每穴操作 2~3 分钟,以局部酸胀向周围扩散为宜。擦背部膀胱经,以透热为度。拿肩井 3 分钟,使头部、胸部有轻快感为度。

二、风热咳嗽

(一)症状

咳嗽频繁、剧烈,气粗或咳声沙哑,喉燥咽痛,咳痰不爽,痰黏稠或稠黄;多兼有咳时出汗,鼻流黄涕,口渴,头痛,肢体酸软,怕风,身体发热,舌红,苔薄黄,脉浮数或浮滑。

(二)治法

1. 选穴
曲池、合谷、大椎、列缺、太渊、肺俞、尺泽、外关(见图 2-2-5 至图 2-2-9)。

2. 定位
曲池:屈肘成直角,当肘横纹外侧端与肱骨外上髁连线中点。
合谷:在手背部,当第 1、第 2 掌骨之间,当第 2 掌骨桡侧的中点处。
大椎:在背部正中线上,第 7 颈椎棘突下凹陷中。
列缺:桡骨茎突上方,腕横纹上 1.5 寸。
太渊:在腕掌侧横纹桡侧,桡动脉搏动处。
肺俞:见前。
尺泽:在肘横纹中,肱二头肌腱桡侧凹陷处。
外关:在前臂背侧,腕背横纹上 2 寸,尺骨与桡骨之间。

3. 操作方法
坐位,医者先用一指禅推法推尺泽、太渊穴 2~3 分钟,然后按揉列

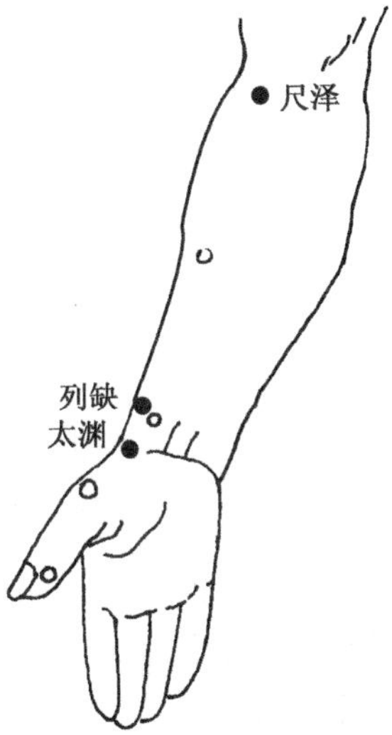

第二章 内科疾病

图 2-2-5

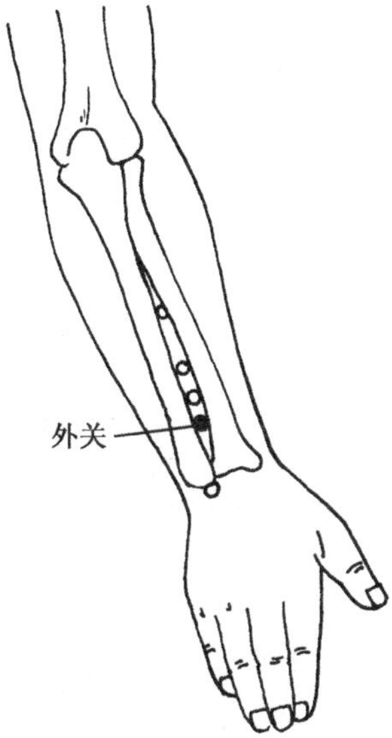

图 2-2-6

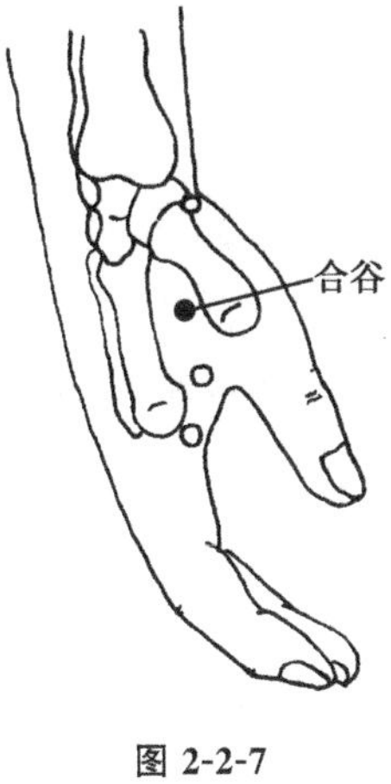

图 2-2-7

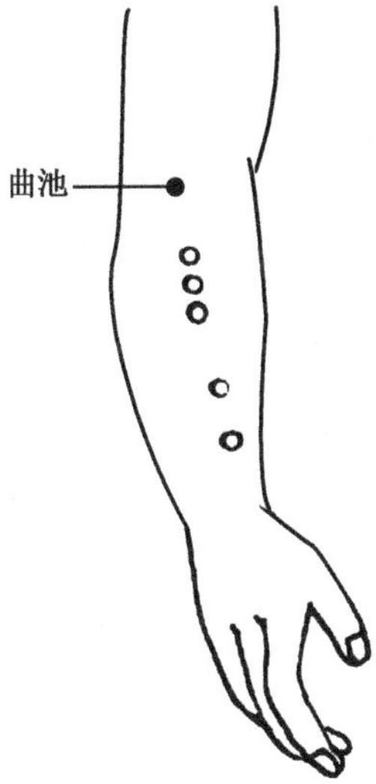

图 2-2-8

缺、外关、合谷穴,每穴 1~2 分钟。用手掌小鱼际推搓大椎、肺俞以及背部压痛点各 3 分钟。用按揉法在曲池、合谷两穴操作 3 分钟,使感应扩散到整个上肢。拿肩井 2 分钟。

19

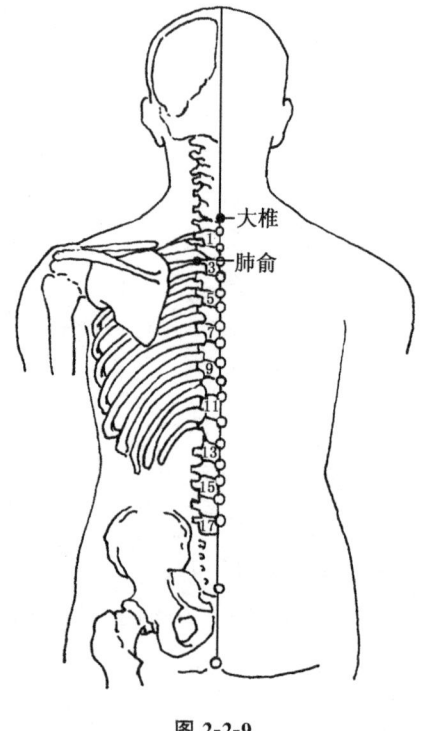

图 2-2-9

三、风燥咳嗽

(一)症状

干咳,连声作呛,无痰或有少量黏痰,不易咳出;多伴有喉咙发痒,唇鼻干燥,咳甚则胸痛,或痰中带有血丝,口干,咽干而痛,或鼻塞,头痛,微寒,身热,舌红干而少津,苔薄白或薄黄而干,脉浮数。

(二)治法

1. 选穴
丰隆、三阴交、太冲、行间(见图 2-2-10 至图 2-2-12)。

2. 定位
丰隆:在小腿前外侧,当外踝尖上 8 寸,距胫骨前缘 2 横指(中指)。
三阴交:在小腿内侧,当足内踝尖上 3 寸,胫骨内侧缘后方。
太冲:在足背侧,当第 1 跖骨间隙的后方凹陷处。

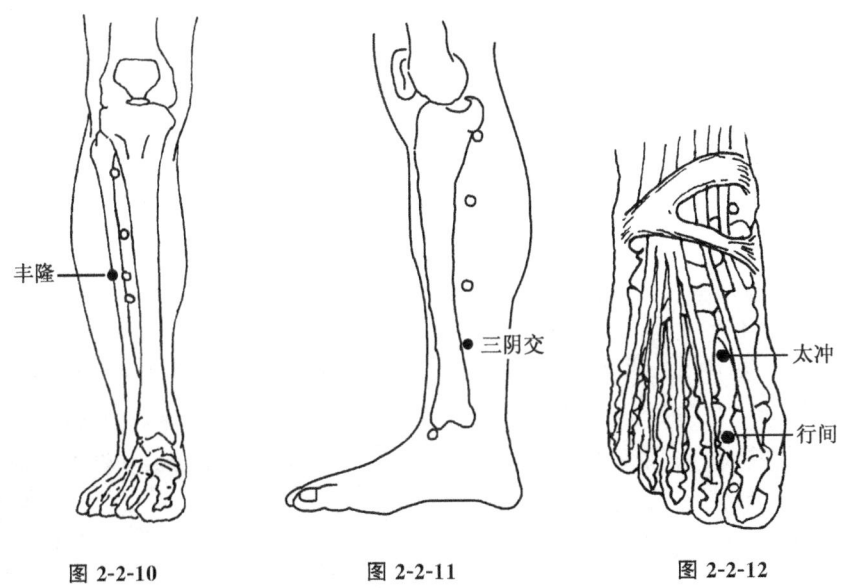

图 2-2-10　　　　图 2-2-11　　　　图 2-2-12

行间：在足背侧，当第1、第2趾尖，趾蹼缘的后方赤白肉际处。

3. 操作方法

按揉丰隆穴3分钟。重按三阴交、太冲、行间，使酸胀感沿经脉向上扩散。

四、注意事项

(1)咳嗽为多种疾病的症状，临证中应该准确辨证。外感咳嗽起病急，病位浅，病情轻，推拿取穴以肺经为主，手法宜重，治疗得当较易治愈。内伤咳嗽病程较长，病情复杂，除选用肺经穴位外，还可以随证选取脾、肾、肝经的穴位，非急性期手法宜轻。

(2)患者应该注意休息，加强锻炼，增强耐寒能力，以及预防上呼吸道感染。

(3)平时注意改善环境卫生，减少空气污染，戒烟。

五、病例

刘某某，女，63岁。感冒后咳嗽，用青霉素、先锋霉素静滴共10余天未见效果，后服中药7剂，也未见明显效果。咳甚，夜间影响休息。听诊呼吸音粗，胸透肺纹理增粗、紊乱。医者先用一指禅推法推尺泽、太渊穴

2～3分钟,然后按揉列缺、外关、合谷穴,每穴1～2分钟。用手掌小鱼际推、搓大椎、肺俞、风门以及背部压痛点各3分钟。用按揉法在曲池、合谷两穴操作3分钟,使感应扩散到整个上肢。拿肩井2分钟。按此法治疗1个疗程痊愈。

第三节 哮 喘

哮喘是由于宿痰伏肺,遇诱因引触,导致痰阻气道,气道挛急,肺失肃降,肺气上逆所致的发作性痰鸣气喘疾患。发作时喉中哮鸣有声,呼吸气促困难,其则喘息不能平卧。引发哮喘的原因有多种,主要病因为过敏源刺激和肺部病毒感染。常见的过敏源有花粉、灰尘、霉菌、吸烟、化学气体及动物皮屑等。本病有季节性发病或季节性加重的特点,常先有喷嚏、咽喉发痒、胸闷等先兆症状,如不及时治疗可迅速出现哮喘。

一、寒哮

(一)症状

呼吸急促,喉中哮鸣有声,胸膈满闷如塞;伴有咳嗽,痰少咳吐不爽,或清稀呈泡沫状,口不渴,或渴喜热饮,面色晦黯带青色,形寒怕冷,或小便清,天冷或受寒易发,或怕冷,无汗,身体疼痛,舌淡,苔白腻,脉弦紧或浮紧。

(二)治法

1. 选穴

风池、肩井、天突、中脘、天枢、定喘、大椎、桥弓、背部膀胱经(见图2-3-1至图2-3-4)。

2. 定位

风池:在头项部,当枕骨之下,胸锁乳突肌与斜方肌上端之间的凹陷处。

肩井:在肩上,前直乳中,当大椎与锁骨肩峰端连线的中点。

天突:在颈部,当前正中线上,胸骨上窝中央。

中脘:在上腹部,前正中线上,当脐中上4寸。

第二章 内科疾病

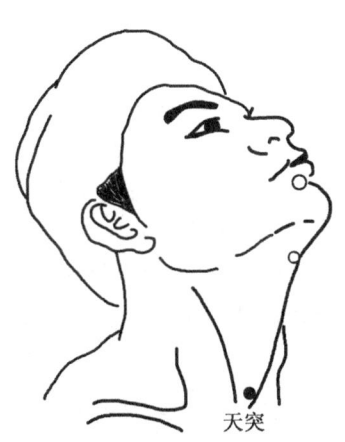

图 2-3-1

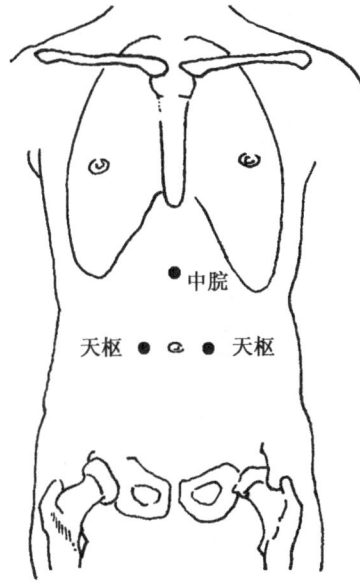

图 2-3-2

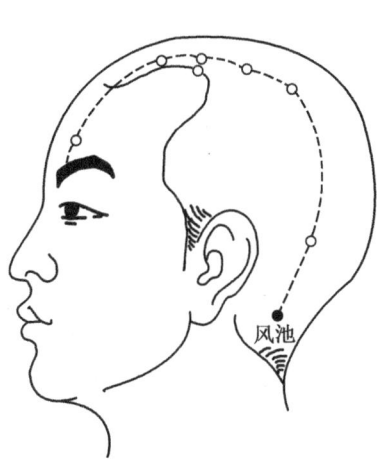

图 2-3-3

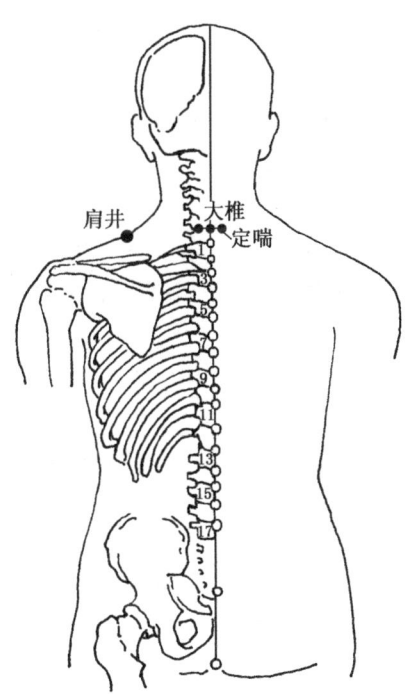

图 2-3-4

天枢:在腹中部,距脐中 2 寸。

定喘:在背部第 7 胸椎棘突下,旁开 0.5 寸。

大椎:在背部正中线上,第 7 颈椎棘突下凹陷中。

桥弓:位于颈侧部翳风穴至缺盆穴的连线之间,相当于胸锁乳突肌部位,为推拿特有的穴名。

3. 操作方法

先推一侧桥弓穴,自上而下 20～30 遍,再推另一侧桥弓穴。自额至下颌用分推法向左右两侧操作,往返 2～3 遍。然后在一侧头部胆经循行区域,自前上方向后下方用抹法操作 10 余次,然后再在另一侧治疗。从头顶部至枕部用五指拿法,自枕部到项部转为三指拿法,重复 3～4 遍。拿揉风池、肩井穴。以一指禅推法或按揉法在定喘、大椎等穴操作,以酸胀得气为度。患者卧位,从肩背部开始到腰骶部横擦,往返 2～3 遍。

二、热哮

(一)症状

气粗息涌,喉中痰鸣如吼,胸胁胀闷;伴有咳嗽频作,咳痰色黄,黏浊稠厚,咳吐不利,烦闷不安,不恶寒,汗出,面赤,口苦,口渴喜饮,舌红,苔黄腻,脉弦滑或滑数。

(二)治法

1. 选穴
定喘、风门、肺俞、背部膀胱经(见图 2-3-5)。

2. 定位
定喘:在背部第 7 胸椎棘突下,旁开 0.5 寸。

风门:在背部第 2 胸椎棘突下,旁开 1.5 寸。

肺俞:在背部第 3 胸椎棘突下,旁开 1.5 寸。

3. 操作方法
直擦背部膀胱经,重点推擦风门、肺俞穴,以透热为度。用三指拿法以按揉颈椎两侧,往返 5～6 遍。时间约 3 分钟。

三、哮喘缓解期(脾肺虚弱,气虚乏力)

(一)症状

咳喘气短,稍运动则加剧,咳声较低,痰多清稀,神疲乏力,食欲减退,大便稀薄,舌淡苔薄白,脉细弱。

(二)治法

1. 选穴

心俞、肺俞、脾俞、肾俞、命门(见图 2-3-5 至图 2-3-6)。

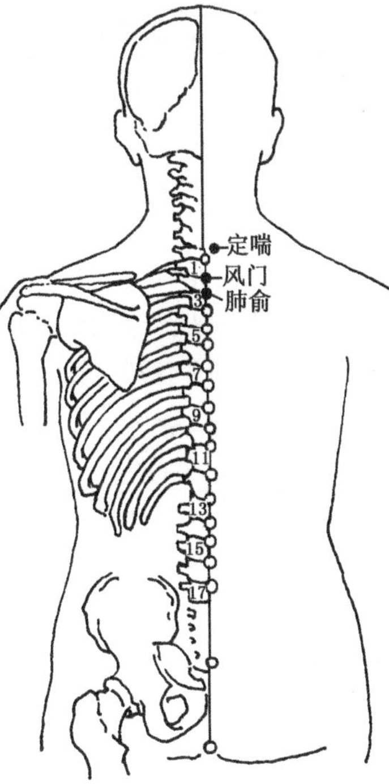

图 2-3-5 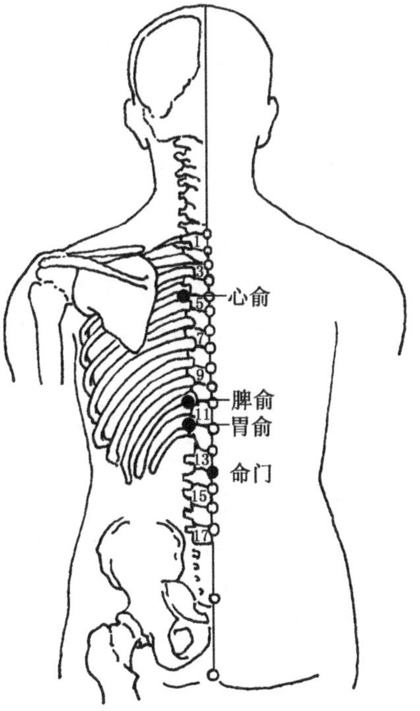　　　　　　　　图 2-3-6

2. 定位

心俞:在背部第 5 胸椎棘突下,旁开 1.5 寸。

肺俞:见前。

脾俞:在背部第 11 胸椎棘突下,旁开 1.5 寸。
肾俞:在腰部第 2 腰椎棘突下,旁开 1.5 寸。
命门:腰部,当后正中线上,第 2 腰椎棘突下凹陷中。

3. 操作方法

重点横擦前胸上部及背部心俞、肺俞区域,均以透热为度。用轻柔的一指禅推法在两侧肺俞、脾俞、肾俞治疗,每穴约 1~2 分钟。

四、注意事项

(1)采用推拿治疗,对轻、中型哮喘疗效较好,可以达到平喘化痰、利肺之效,对重型哮喘合并感染,应该综合治疗,以防止病情恶化。

(2)预防感冒,戒除烟酒,以消除诱因;防寒保暖,净化环境,远离病源,以减少发作。

五、病例

患者陈某,男,16 岁,学生。自幼哮喘,体质虚弱,瘦小,有过敏史及家族史,凡气候变化及季节转换,时有发作,年均在 6 次以上,且平时不能正常参加体育课。经 10 次推拿治疗,当年发病次数明显减少,当年冬季和次年春季仅发作 3 次,且症状明显减轻。其后一直未见发作,体质明显增强,胃口增大,已能参加体育训练,并通过了高中生体育达标。

第四节 肺 炎

肺炎是由肺炎双球菌感染所致,常因外感风邪,劳倦过度,导致肺失宣降,痰热郁阻而发病。临床表现的特点为:起病急、寒战、高热、咳嗽、咳痰,胸痛、气急、呼吸困难、发绀,恶心、呕吐,食欲不振等。

一、推拿治疗

(一)症状

咳嗽气急,或喉中有痰声,痰多、质黏厚或稠黄,较难咳出,咳时胸痛,发热,口干欲饮水,面红,舌红,苔黄腻,脉滑数。

(二)治法

1. 选穴

肩井、定喘、大椎、足三里、丰隆、涌泉、肺俞、脾俞、大肠俞(见图2-4-1至图2-4-3)。

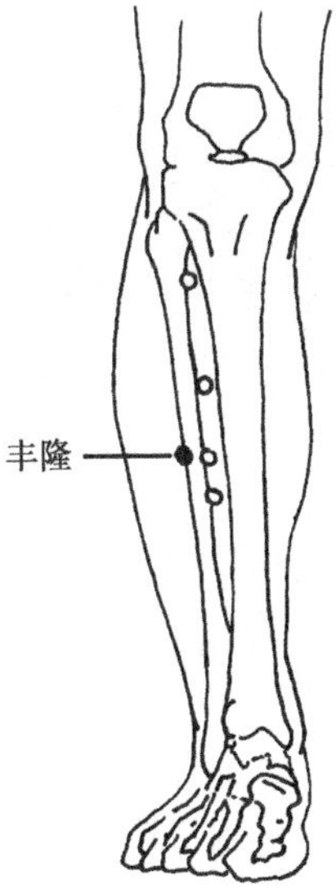

图 2-4-1 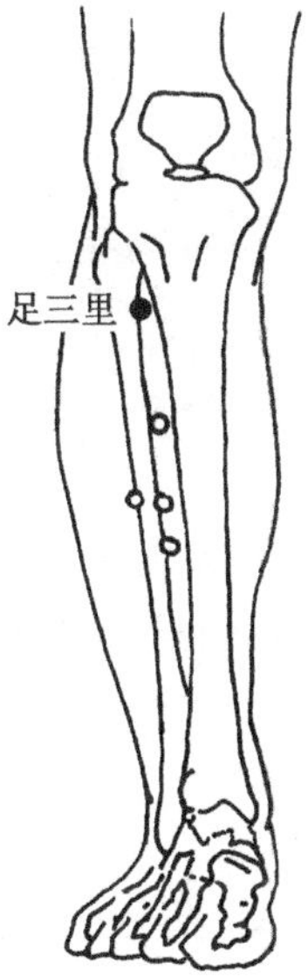　　　　图 2-4-2 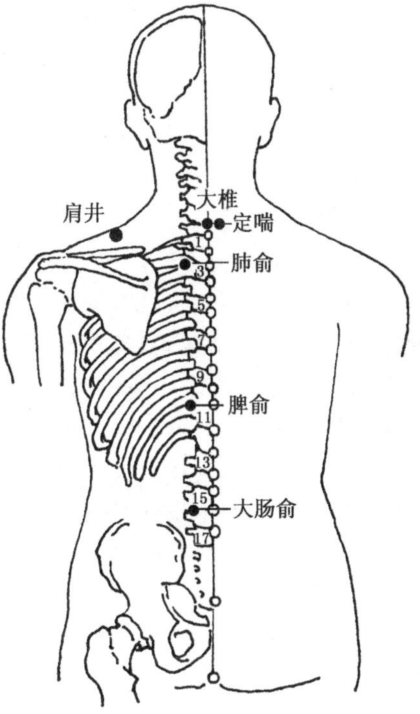　　　　图 2-4-3

2. 定位

肩井:在肩上,前直乳中,当大椎与锁骨肩峰连线的中点。

定喘:在背部第7颈椎棘突下,旁开1.5寸。

大椎:在背部正中线上,第7颈椎棘突下凹陷中。

足三里:在小腿前外侧,当犊鼻下3寸,距胫骨前缘1横指(中指)。

丰隆:在小腿前外侧,当外踝尖上8寸,距胫骨前缘2横指。

涌泉:在足底部,卷足时足前部凹陷处,约当足底第2、第3趾趾缝纹头端与足根连线的前1/3与2/3的交点上。

肺俞:在背部第3胸椎棘突下,旁开1.5寸。

脾俞:在背部第11胸椎棘突下,旁开1.5寸。
大肠俞:在腰部第4腰椎棘突下,旁开1.5寸。

3. 操作方法

双手握空拳,双拳交替叩击肩井穴和上背部,约1分钟。再用双手虚掌交替拍定喘、大椎穴约1分钟。双手握空拳,不宜握实拳,交替叩击用力宜轻,动作有弹性,叩击穴位有酸胀感。双手虚掌交替拍,用力宜轻,动作有弹性。叩足三里、丰隆、擦涌泉,用掌面或双足相互擦足心涌泉穴,有热辣感为佳。患者俯卧位,术者用㨰法施术于背部膀胱经,重点在肺俞、脾俞、大肠俞穴操作,以酸胀感为度,再以掌根按揉膀胱经的上述穴位,操作5分钟。

二、注意事项

(1)发热期间饮食宜清淡易消化,以流质、半流质为好,如粥类、米粉、藕粉、果汁、绿豆汤等,且多饮水,保持二便通畅。恢复期间退热后可进食润肺生津食物和肉类,如牛奶、蛋、鱼汤、瘦肉汤、丝瓜、荸荠、银耳、沙参、玉竹、山药、扁豆、蜂蜜等。

(2)禁食温热食物及油腻肥厚辛辣之品,以免助热生痰。此外,过甜过咸之食物,助湿生痰;酸味收敛,使痰不易出,均不宜。

三、病例

陈某某,男,13岁。咳嗽3天,发热1天,体温39℃,咳声频繁,呼吸急促,面红口干,烦躁不安,舌质红,苔黄腻,脉浮数。曾服西药治疗,症状未减轻。查体:咽充血,扁桃体稍有肿大,双肺呼吸音粗,可闻及细小湿啰音。X线透视示:肺纹理增粗,右下肺见小片状影。诊断:急性支气管肺炎。遂以上法治疗7天。10天后复诊,咳止,热退,双肺呼吸音清,未闻及啰音,X线透视:心、肺、膈未见异常,痊愈。

第五节　肺气肿

肺气肿常由慢性支气管炎及长期大量吸烟引起,表现为气道阻塞,细支气管远端的气腔过度膨胀、充气,导致肺组织弹力减退、容积增大,呈桶状胸。肺气肿是一种潜在致命的肺部疾患,以肺弹性进行性丧失为特点,目前医学尚无法彻底治愈此病,只能防止其继续恶化。肺气肿临床表现

第二章　内科疾病

有反复咳嗽、咳痰、喘息、气短、气促、胸闷、乏力,甚至出现唇甲变为黯紫色,及肺动脉高压症状。肺气肿晚期可发展成为心力衰竭、肝脾肿大、下肢水肿、腹水等。

一、推拿治疗

(一)症状

咳逆喘促,膨膨胀满,气逆喘憋,痰稀泡沫量多,口干但不欲饮,苔白滑,脉浮紧,严重者可有面浮目脱,唇色发青。

(二)治法

1. 选穴

迎香、风池、膻中、中府、云门、曲池、手三里、外关、尺泽、孔最、内关、太渊(见图2-5-1至图2-5-7)。

2. 定位

迎香:在鼻翼外缘中点旁,当鼻唇沟中。

风池:在头项部,当枕骨之下,与风府相平,胸锁乳突肌与斜方肌上端之间的凹陷处。

膻中:在胸部前正中线上,平第4肋间隙,两乳头连线的中间。

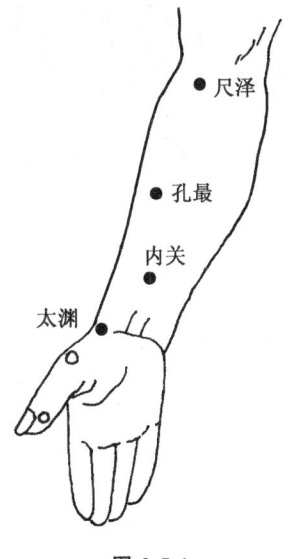

图 2-5-1

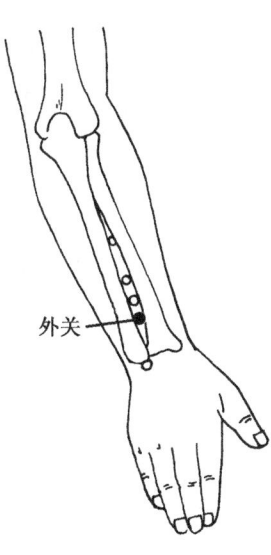

图 2-5-2

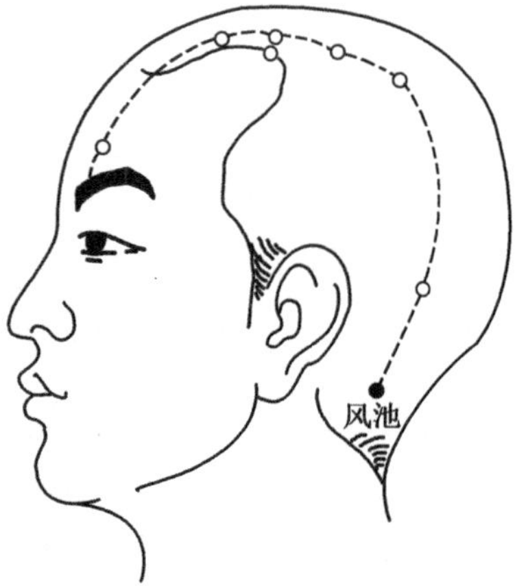

图 2-5-3 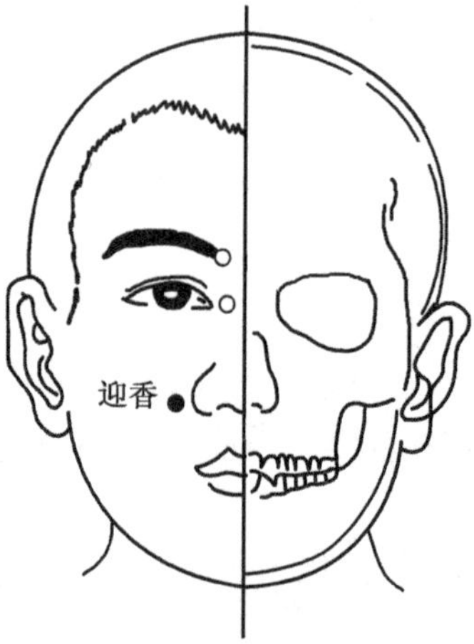　　　　　　　　　图 2-5-4

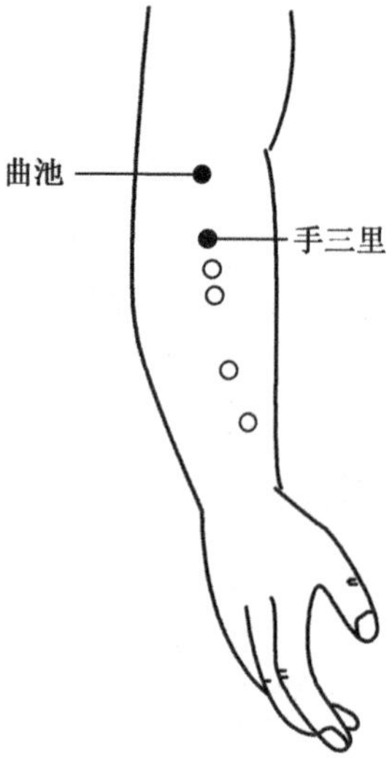

图 2-5-5 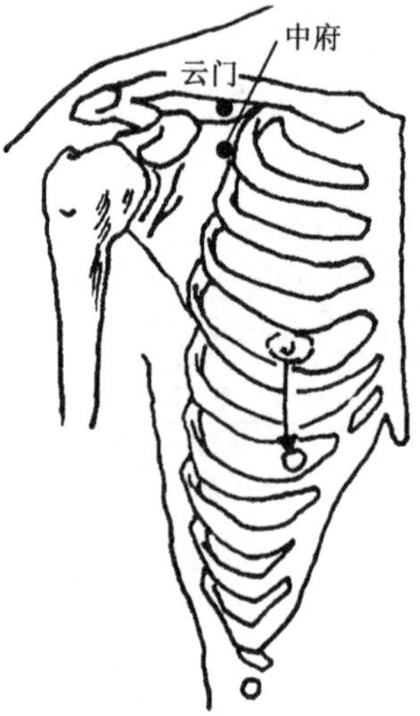　　　　　　　　　图 2-5-6

中府：在胸前壁的外上方，云门下1寸，平第1肋间隙，距前正中线6寸。

云门：在胸前壁的外上方，肩胛骨喙突上方，锁骨下窝凹陷处，距前正中线6寸。

曲池：在肘横纹外侧端，屈肘，当尺泽与肱骨外上髁连线中点。

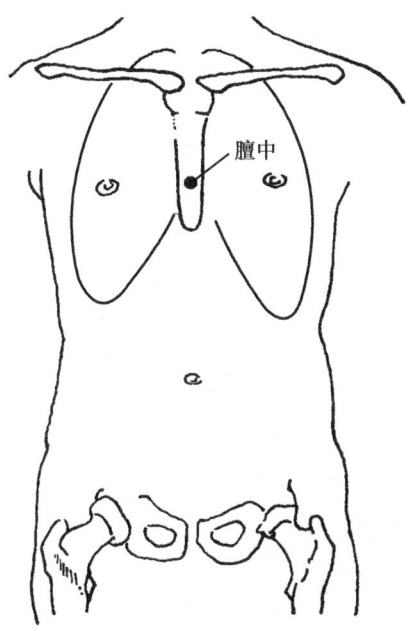

图 2-5-7

手三里：在前臂背面桡侧，当阳溪与曲池穴连线上，肘横纹下 2 寸。
外关：在前臂背侧，腕背横纹上 2 寸，尺骨与桡骨之间。
尺泽：在肘横纹上，肱二头肌桡侧凹陷处。
孔最：在前臂掌面桡侧，当尺泽与太渊连线上，腕横纹上 7 寸。
内关：在前臂掌侧，腕横纹上 2 寸，掌长肌腱与桡侧腕屈肌腱之间。
太渊：在腕掌侧横纹桡侧，桡动脉搏动处。

3. 操作方法

浴面、揉迎香、擦鼻柱：双掌擦热，在面部作轻柔的环转摩抹 1 分钟，使面部发红发热。以双手食指罗纹面分别按揉两侧迎香穴 1 分钟，再上下擦鼻翼两侧，以发热为度。要领：面部摩抹宜轻。按揉两侧迎香穴要有酸胀感，不宜向中间挤压鼻孔，以免影响呼吸。擦鼻两侧向上稍用力，不宜向中间挤压鼻孔，以免影响呼吸。再以双手拇指罗纹面分别按揉两侧风池穴 1 分钟，再摩运两侧耳后高骨 1 分钟。双手握空拳，双拳交替叩击膻中、中府、云门穴，约 1 分钟。再用双手虚掌交替拍、擦胸胁，1 分钟。双手握空拳，双拳交替叩击手三阳经和手三阴经穴，曲池、手三里、外关、合谷、尺泽、孔最、内关、太渊等，各约 1 分钟。

二、注意事项

(1)对引起此病的原发病,如慢性支气管炎、支气管哮喘和矽肺等,要积极注意防治。此病由于肺功能受损害,影响身体健康及抵抗力,并且两者互为因果,所以,平时注意调养,增进身体健康及抵抗力,是改善肺功能的很好方法,并要树立治愈的信心,此病不是不治之症。

(2)根据病人体力,可积极参加一些适当的体育活动。如慢跑是一种最完整的全身性协调运动,能增加肺活量和耐力,慢跑时维持呼吸均匀,可使足够的氧气进入体内。太极拳,柔软操,步行、腹式呼吸等能增进身体健康,凡多年坚持锻炼的患者,比多休息少动者更能保持健康。

(3)肺气肿病人在肺部感染时,一定要卧床休息,遵照医嘱积极抗炎,解痉平喘,按时服药。食补不可操之过急,原则上以祛邪为主。感染控制后可逐步调补,若平时体倦乏力,易患感冒,属肺气虚者,可选用黄芪、人参、防风、白术等以补益肺气。

(4)注意营养,提高机体抵抗力。适当选用蛋白质含量较高又有丰富维生素的食品,如奶制品、蛋类、肉汁。平素饮食宜清淡,不宜过咸,并要定时定量。多吃蔬菜水果,少食海鲜之类,如海虾、黄鱼、带鱼等。还要戒酒戒烟。

三、病例

患者,男,72岁。咳嗽反复发作 15 年余,伴活动后气短 8 年。就诊时恶寒发热,头痛,咳喘,黄浓痰不易咳出。胸部呈桶状,双肺叩诊呈过清音,听诊两肺呼吸音略低,可闻及散在干湿性啰音,心率 95 次/分,律齐,偶有早搏。舌红,苔黄,脉数。查血常规示:白细胞及中性增高。辨证为痰湿蕴肺,肺失清肃,久咳肺络受伤,肾不纳气。急则治标,治以解表宣肺、清化痰热、解痉平喘。以上法治疗 1 周后,咳喘控制,发热咽痛已解。从第 2 周起,采用缓则治本之法,主要以上法巩固治疗,重点点按肾俞、脾俞、肺俞穴,以有酸胀感为度,治疗 4 周,诸症消失,观察 1 年未复发。

第六节 高血压

高血压病,以体循环动脉血压增高为主要临床特征,并伴有血管、心、脑、肾等器官病理性改变的全身性疾病。成年人收缩压在 140mmHg 以上,并(或)伴有舒张压在 90mmHg 以上,排除继发性高血压,并伴有头痛、头晕、耳鸣、健忘、失眠、心跳加快等症状,即可确诊为高血压病。现代医学认为,高血压病与年龄、职业、环境、肥胖、高血脂、嗜酒、吸烟等也有关。一般分为肝火偏旺和痰浊上扰两型。

一、肝火偏旺

(一)症状

头痛眩晕,面红目赤,口干口苦,急躁易怒,便秘尿黄,舌红苔黄,脉滑数或弦数。

(二)治法

1. 选穴
印堂、神庭、太阳、睛明、攒竹、桥弓、风池、肝俞、胆俞(见图 2-6-1 至图 2-6-3)。

2. 定位
印堂:在头额部,当两眉头的中间。
神庭:头部,前发际正中直上 0.5 寸。
太阳:在头颞部,当眉梢与目外眦之间,向后约 1 横指的凹陷处。
睛明:在面部,目内眦角稍上方凹陷处。
攒竹:在面部,当眉头陷中,眶上切际处。

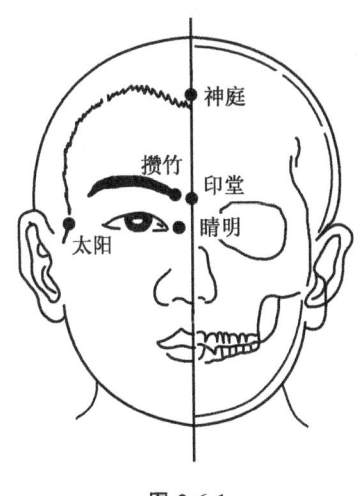

图 2-6-1

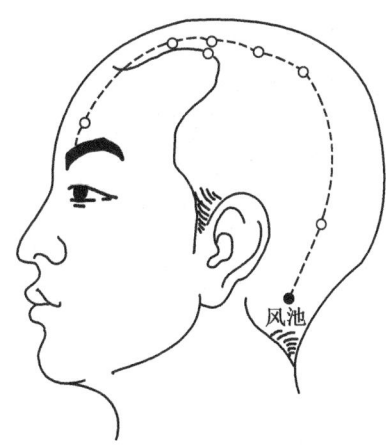

图 2-6-2

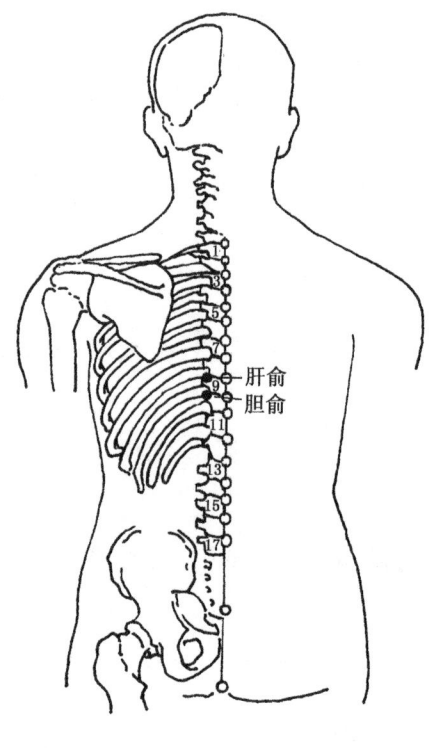

图 2-6-3

桥弓：位于颈侧部翳风穴至缺盆穴的连线之间，相当于胸锁乳突肌部位，为推拿特有的穴名。

风池：在项部，当枕骨之下，胸锁乳突肌与斜方肌上端之间的凹陷处。

肝俞：在背部，当第9胸椎棘突下，旁开1.5寸。

胆俞：在背部，当第10胸椎棘突下，旁开1.5寸。

3. 操作方法

患者取坐位，医生位于一侧站立，用拇指罗纹面施直推法推桥弓，约20～30次；然后再以同样方法和次数去推另一侧桥弓穴。接着在前额部治疗，先以双手拇指罗纹面从印堂穴直上至前发际作交替地向上抹法约5～10次；再从印堂沿眉弓至两侧太阳施以抹法5～10次；再在前额作由中线向两侧颞部和颞部向中线方向的横向往返抹动5～10次。用指端按揉印堂、睛明、神庭、攒竹、太阳诸穴。在头顶部用五指拿法，至后枕部改为三指拿法，拿风池、颈项部两侧夹脊穴而至大椎两侧，如此左右手重复操作各3~5遍。在头颞侧部施扫散法各约半分钟至1分钟。患者取俯卧位,医者用㨰法在背部、腰部操作,重点穴位为肝俞、胆俞,时间约5分钟。

二、痰浊上扰

(一) 症状

看东西时感觉物体在旋转,头重如被布裹住一样,胸闷、恶心、呕吐清水痰涎,脘腹不适,胃口差,精神疲倦,舌淡,苔白厚,脉滑。

(二) 治法

1. 选穴

印堂、神庭、太阳、睛明、攒竹、桥弓、风池、丰隆、解溪、足三里(见图2-6-4至图2-6-6)。

2. 定位

印堂:在头额部,当两眉头的中间。

神庭:头部,前发际正中直上0.5寸。

太阳:在头颞部,当眉梢与目外侧之间,向后约1横指的凹陷处。

睛明:在面部,目内眦角稍上方凹陷处。

攒竹:在面部,当眉头陷中,眶上切际处。

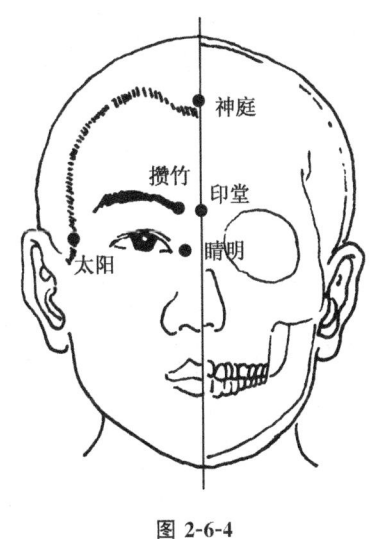

图 2-6-4

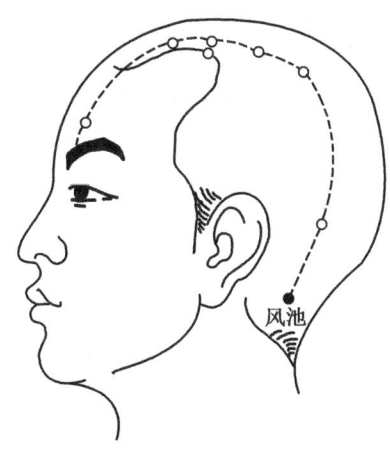

图 2-6-5

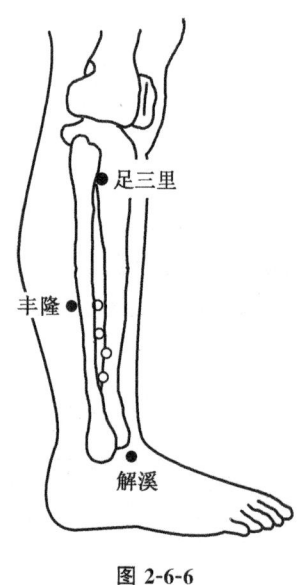

图 2-6-6

桥弓：位于颈侧部翳风穴至缺盆穴的连线之间，相当于胸锁乳突肌部位，为推拿特有的穴名。

风池：在头项部，当枕骨之下，胸锁乳突肌与斜方肌上端之间的凹陷处。

丰隆：在小腿前外侧，当外踝尖上8寸，距胫骨前缘2横指。

解溪：在足背与小腿交界处的横纹中央凹陷处，当拇指伸肌腱与趾长伸肌腱之间。

足三里：在小腿前外侧，当犊鼻下3寸，距胫骨前缘1横指。

3. 操作方法

患者坐位或仰卧位。医者行轻柔的一指禅推法，反复分推3~5遍。然后轻度指按、指揉印堂、攒竹、睛明、太阳、神庭，每穴1分钟；结合抹前额3~5遍；从前额发际处至风池穴处做五指拿法，反复3~5遍；轻推桥弓，每侧100~200遍，行双手扫散法，约1分钟；指间击前额部至头顶，反复3~6遍。一指禅推法结合指按、指揉丰隆、解溪穴，取泻法；推、擦足三里穴。用手法触诊颈椎横突、关节突及棘突，如果发现有颈椎错位者，可行侧卧位低头摇正法复位。

三、注意事项

(1)避免单纯依赖降压药,不做综合性的治疗。高血压的病因很多,因此,治疗也需要采取综合性的措施,否则就不可能取得理想的治疗效果。

(2)要注意劳逸结合,饮食宜少盐,适当参加文体活动,避免情绪激动,保证充足睡眠,肥胖者应减轻体重等。

四、病例

唐某某,女,53岁。患者平时感头晕头痛、恶心、呕吐,在某县级医院诊治,当时测血压230/110mmHg,先后服用降压药,血压仍不能下降。自感颈部僵硬不适,不敢转动头颈。颈椎X线片:C_2左移。因此患者强烈要求转院。入院查体:BP 230/110mmHg,面容痛苦,病人恐惧感,不敢进食,不敢转头。检查:颈部活动受限,C_2棘突左偏,椎旁压痛,C_5、C_6右旁压痛(++),C_3左旁压痛(+)。颈椎X线片示:颈曲变直。C_3、C_4成角,诊断为C_2左移,颈椎病。治疗经过:采用仰卧拔伸颈椎定点旋转复位法。并停用一切药物和其他治疗。4月5日做第一次手法,以纠正C_2、C_3、C_5、C_6偏歪棘突。病人颈部疼痛感消失,头痛、头晕症状减轻。回病房测血压160/95mmHg。住院15天,期间经推拿疗法治疗7次,血压稳定在150～130/80～90mmHg。检查:颈椎棘突位置正常。C_3、C_5、C_6椎旁无压痛。颈椎X线片示生理曲线正常,无成角现象。随诊1年,疗效巩固。

第七节 惊 悸

惊悸是指气血虚弱,痰饮瘀血阻滞心脉,心失所养,心脉不畅等引起的以惊慌不安、心脏急剧跳动、不能自主为主要症状的一种病证。本病临床多为阵发性,有时也有呈持续者,并伴有胸痛、胸闷、喘息、吸气不够、头晕和失眠等症状。

一、推拿治疗

(一)症状

心悸不宁,善惊易怒,稍惊即发,劳累则加重,兼有胸闷气短,自汗出,坐卧不安,不愿闻及声响,少寐多梦而易惊醒,舌淡,苔薄白,脉细略数或细弦。

(二)治法

1. 选穴

肺俞、厥阴俞、心俞、膈俞、膻中、玉堂、紫宫、关元、气海、三阴交、太冲、内关、神门、大陵(见图2-7-1至图2-7-5)。

2. 定位

肺俞:在背部第3胸椎棘突下,旁开1.5寸。

厥阴俞:在背部第4胸椎棘突下,旁开1.5寸。

心俞:在背部第5胸椎棘突下,旁开1.5寸。

膈俞:在背部第7胸椎棘突下,旁开1.5寸。

膻中:在胸部,当前正中线上,平第4肋间隙,两乳头连线的中点。

玉堂:在胸部,当前正中线上,平第3肋间隙。

紫宫:在胸部,当前正中线上,平第2肋间隙。

关元:在下腹部,当前正中线上,脐中下3寸。

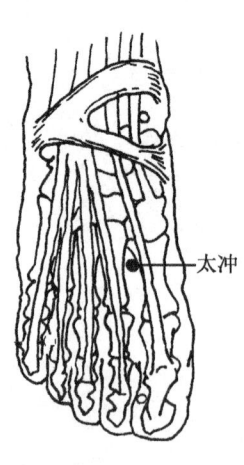

图 2-7-1

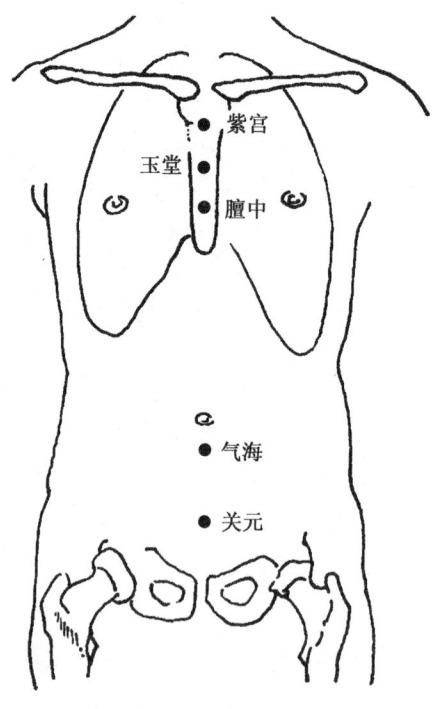

图 2-7-2

第二章 内科疾病

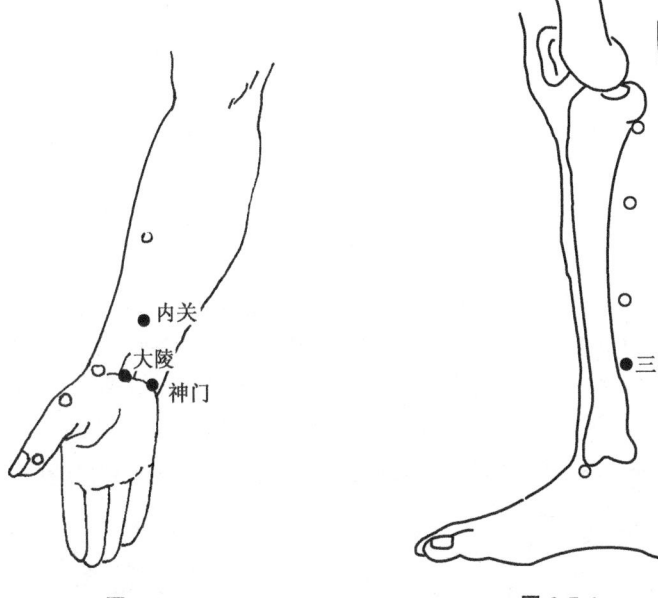

图 2-7-3　　　　　　　图 2-7-4

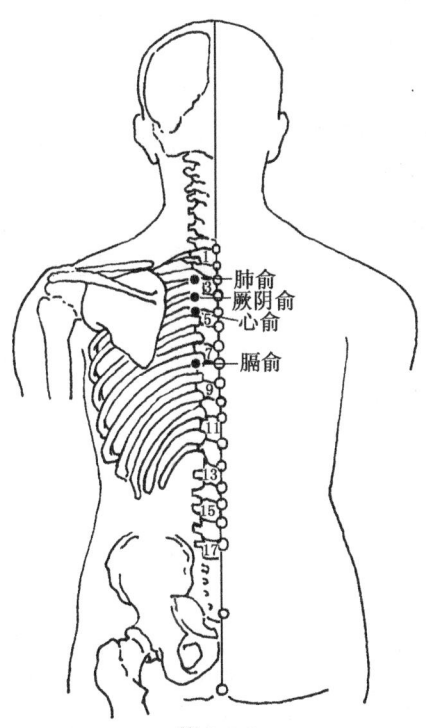

图 2-7-5

气海:在下腹部,当前正中线上,脐中下1.5寸。

三阴交:在小腿内侧,当足内踝尖上3寸,胫骨内侧缘后方。

太冲:在足背侧,当第1趾骨间隙的后方凹陷处。

内关:在前臂掌侧,腕横纹上2寸,掌长肌腱与桡侧腕屈肌腱之间。

神门:在腕部,腕掌侧横纹尺侧端,尺侧腕屈肌腱的桡侧凹陷处。

大陵:腕掌横纹的中点处,当掌长肌腱与桡侧腕屈肌腱之间。

3. 操作方法

病人俯卧位,在背部两侧膀胱经施以揉、**滚法**5分钟,点按肺俞、厥阴俞、心俞、膈俞穴各1分钟。若有阳性反应物者施以拨法,以患者能耐受为度。病人仰卧位,拇指揉按膻中、玉堂、紫宫、关元、气海穴各1分钟。然后用掌根揉法沿任脉往返15次。用掌揉法沿左上肢心包经由上而下往返10次。点按双侧三阴交、太冲、内关、神门、大陵穴各1分钟。

二、注意事项

(1)使患者首先认识到惊悸的原因是多方面的,应该排除器质性的病变。对原因进行耐心细致的分析,若能解决问题当然更好,若不能解决问题,可使其提高认识能力,正确对待。特别要树立信心改造不良个性,坚信病情是完全可以治愈的。

(2)使患者从被症状所吸引的过程中解脱出来,树立乐观的精神,消除任何紧张情绪及思想顾虑。

(3)妥善安排好工作、学习和生活,注意劳逸结合,脑力劳动和体力劳动相结合,坚持锻炼身体,适当参加文娱活动,既注意积极的休息(睡眠、安静的休息等),更应注意积极的休息(文体活动等),以巩固疗效和防止再复发。

三、病例

程某,女,43岁,职员。患者在某单位任领导,十几年来工作繁忙,思想压力较大。近3年来出现心慌、心悸、气短、胸闷,左侧心前区呈刺痛,每次持续十几分钟。症状多数出现在休息时间,近日来发作较频繁,影响工作。检查:体温36.1℃,脉搏75次/分,血压140/80mmHg,动态心电图24小时监测偶有窦性早搏。B超显示:未见器质性改变。X线片显示:心影不大。血液化验等各项检查均正常。诊断:惊悸。治疗:操作方法同上。首次治疗后病人症状明显缓解,10次治疗后症状基本控制,又予10次巩固治疗,达到痊愈。已正常工作,未见复发。

第八节 健　　忘

大脑是使用频率最高也最容易疲劳的器官。长时间用脑,不注意休息,可引起脑胀、反应迟钝、思维能力下降。随着年龄的增长,大脑功能逐步减弱,脑力逐渐减退,出现记忆力差、健忘等症状。进入老年,脑力减退更明显。

一、推拿治疗

(一)症状

健忘失眠,精神疲倦,神疲乏力,不思饮食,口淡乏味,心悸心慌,面色苍白,舌淡,苔薄白,脉细弱。

(二)治法

1. 选穴

太阳、风池、肩井、肾俞、腰阳关、命门、足三里、三阴交(见图2-8-1至图2-8-4)。

2. 定位

太阳:在头颞部,当眉梢与目外眦之间,向后约1横指的凹陷处。

风池:在头项部,当枕骨之下,胸锁乳突肌与斜方肌上端之间的凹陷处。

肩井:在肩部,前直乳中,当大椎与锁骨肩峰连线的中点处。

肾俞:在腰部第2腰椎棘突下,旁开1.5寸。

腰阳关:在腰部,当后正中线上,第4腰椎棘突下凹陷中。

命门:在腰部,当后正中线上,第2腰椎棘突下凹陷中。

足三里:在小腿前外侧,犊鼻下3寸,距胫骨前缘1横指。

三阴交:在小腿内侧,当足内踝尖上3寸,胫骨内侧缘后方。

3. 操作方法

拿头顶,按揉颞部(太阳穴)、视神经交叉点(风池穴)、摩面、梳头数次。拿颈项(肩井穴),脑为元神之府,颈项上承头面,下续躯干,活动多而易劳损,头面颈项按摩具有祛风通络、宁神开窍的作用。**㨰揉**脊柱(督脉),按揉夹脊(膀胱经线),重点按揉腰骶部(肾俞、命门、腰阳关、命门)。

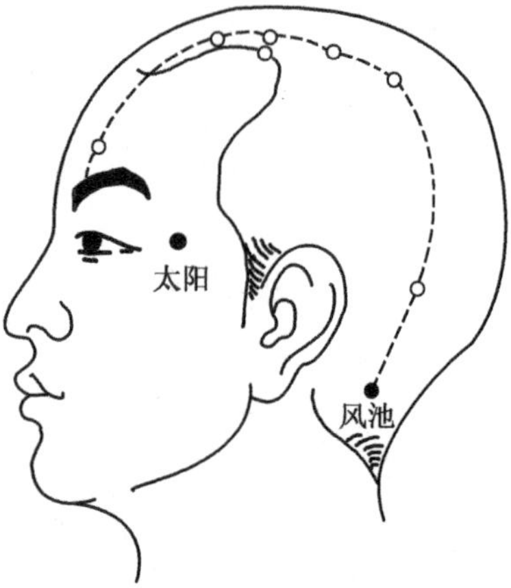

图 2-8-1

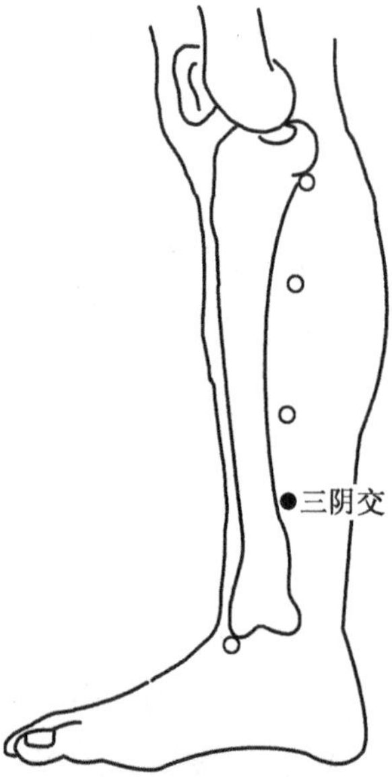

图 2-8-2

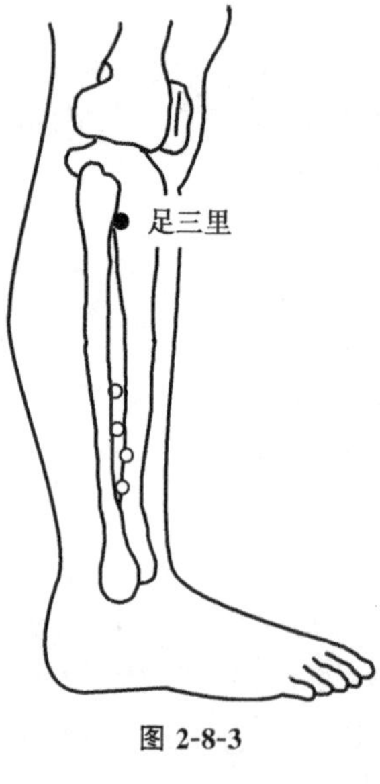

图 2-8-3

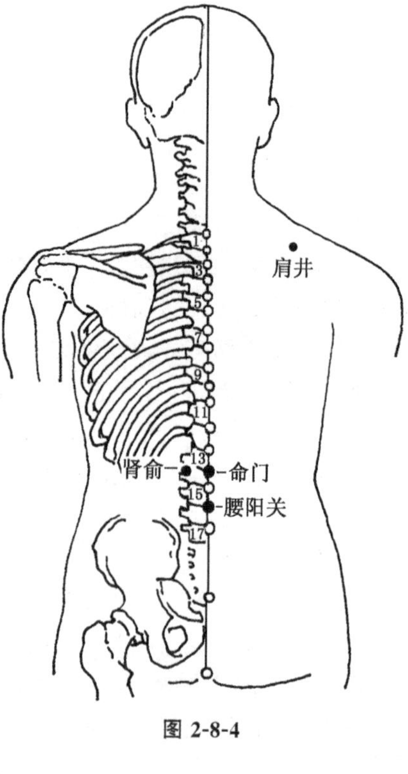

图 2-8-4

第二章 内科疾病

督脉主一身之阳,夹脊属太阳膀胱经,腰为肾之府,肾藏先天之精,故腰背部保健具有增强机体免疫力、防衰老的作用。擦胸揉腹,顺时针方向摩腹,揉胃脘,摩脐,揉天枢,摩丹田,按揉足三里、三阴交。

二、注意事项

(1)利用日历、便签纸随时记录自己的生活信息,用有规律的生活来调整自己的状态。

(2)健忘多因思虑过度、脾虚生化乏源、心肾不足、脑髓失养所致。治疗的方法应是养精填髓、益气养血、化痰通窍、滋阴补肾、祛痰醒脑。除了药物及食物治疗外,推拿治疗不失为一种好方法。应该让患者多参加集体生活,避免生活孤单,应在家人的陪同下,适当地参加一些体力锻炼,如每天坚持30分钟的慢跑等,它可以让患者体质增强、全身血液循环充分,脑部得到的营养和氧气更多。

三、病例

李某,男,76岁。记忆力进行性下降1年余,伴有失眠、心情焦虑,曾行内科治疗,效果不显著。按照上法治疗,每天1次,1星期治疗6次。1个月后患者感觉神清气爽,精神较前明显好转,自我感觉近期记忆力无下降。继续治疗。

第九节 眩 晕

眩晕是目眩、头晕的意思,如坐车船,旋转不定,两种症状常同时出现,所以统称为眩晕。症状比较轻的闭上眼睛就可以止住,症状重的可以伴有恶心、呕吐、汗出,甚至昏倒等症状。

本病在现代医学中,包括内耳性眩晕、脑动脉硬化、高血压、颈椎病、贫血、神经衰弱、脑震荡后遗症以及某些脑部疾患等。眩晕发生的原因有肝阳上亢、痰浊中阻、肾精不足、气血亏虚、瘀血内阻,而以肝阳上亢、气血亏虚多见。

一、肝阳上亢

(一)症状

眩晕耳鸣,头痛且胀,每因烦劳或恼怒而头晕、头痛加剧,面色潮红,急躁宜怒,少寐多梦,口苦,舌红,苔薄黄,脉弦。

(二)治法

1. 选穴
心俞、肝俞、肾俞、命门、曲池、三阴交、桥弓(见图 2-9-1 至图 2-9-3)。

2. 定位
心俞:在背部第 5 胸椎棘突下,旁开 1.5 寸。
肝俞:正坐或仰卧位,在背部第 9 胸椎棘突下,旁开 1.5 寸。
肾俞:仰卧,在腰部第 2 腰椎棘突下,旁开 1.5 寸。
命门:仰卧位,在腰部,当后正中线上,第 2 腰椎棘突下凹陷中。
曲池:屈肘成直角,当肘横纹外侧端与肱骨外上髁连线中点。
三阴交:在小腿内侧,当足内踝尖上 3 寸,胫骨内侧缘后方。

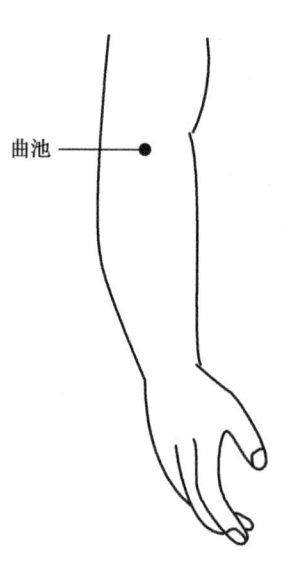

图 2-9-1

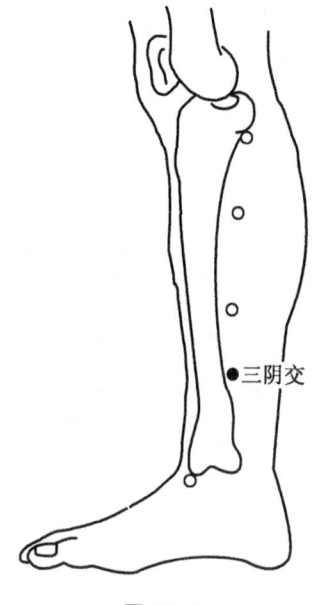

图 2-9-2

第二章 内科疾病

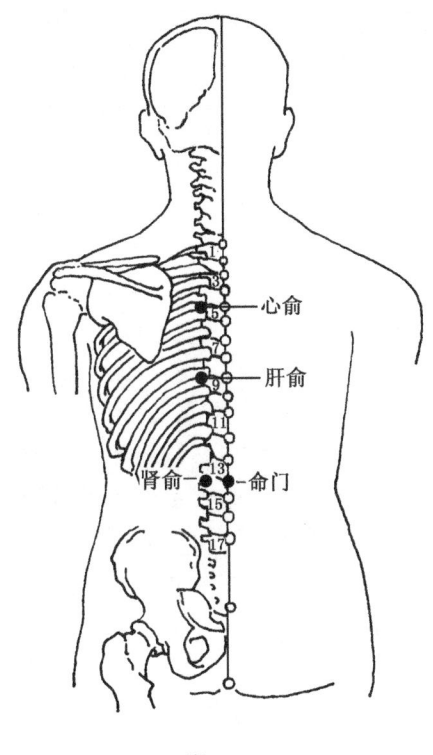

图 2-9-3

桥弓：为颈部的胸锁乳突肌，起自胸骨柄前面和锁骨的胸骨端，止于颞骨乳突。

3. 操作方法

术者取站立位或弓步。沉肩，肘关节微屈，腕部略背伸，以全掌着力，按放于治疗部位，以肩关节发力，通过肘关节屈伸带动前臂、腕，使全掌在治疗部位，即心俞、肝俞、肾俞、命门等穴位做单方向直线擦拭。加力时，可以用另一手掌根部重叠按于掌背上协同用力。用拇指与食、中 2 指，将曲池穴部位夹持、提起，并同时揉捏，动作要轻柔。按揉三阴交，推桥弓，以拇指桡侧面或罗纹面着力于治疗部位，其余 4 指置于对侧或相应的位置扶持固定，拇指及腕部主动施力，做短距离的单方向直线擦拭，左右各 10～20 遍。

二、痰浊中阻

(一)症状

眩晕,头痛,胸脘痞闷,泛泛欲呕,少食多寐,舌苔白腻,脉濡滑。

(二)治法

1. 选穴

中府、云门、足三里、丰隆、脾俞、胃俞(见图 2-9-4 至图 2-9-6)。

2. 定位

中府:在胸前壁的外上方,云门下1寸,平第1肋间隙,距前正中线6寸。

云门:在胸前壁的外上方,肩胛骨喙突上方,锁骨下窝凹陷处,距前正中线6寸。

足三里:在小腿前外侧,当犊鼻下3寸,距胫骨前缘1横指。

丰隆:在小腿前外侧,当外踝尖上8寸,距胫骨前缘2横指。

脾俞:在背部第11胸椎棘突下,旁开1.5寸。

胃俞:在背部第12胸椎棘突下,旁开1.5寸。

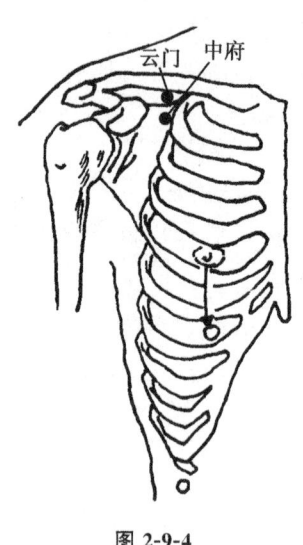

图 2-9-4

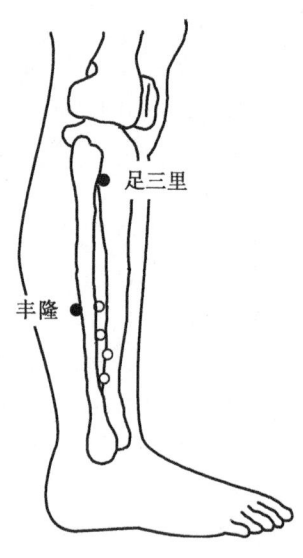

图 2-9-5

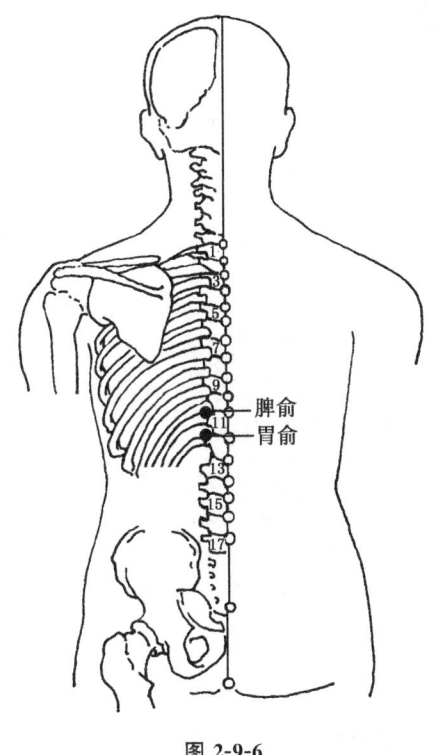

图 2-9-6

3. 操作方法

推摩中府、云门。操作者沉肩、垂肘,前臂掌面朝下,腕关节略屈。用拇指罗纹面着力于治疗穴点,用同一手的4指掌面贴附在一侧的治疗部位上,拇指边推边摩,同时带动4指掌面在一侧的治疗部位上摩动。用相同的操作方法施术于足三里、丰隆,推脾俞、胃俞。

三、肾精不足

(一)症状

眩晕,神疲健忘,腰膝酸软,遗精耳鸣,失眠多梦;或四肢不温,舌质淡,脉沉细;或五心烦热,舌质红,脉弦细。

(二)治法

1. 选穴

大椎、翳风、肾俞、命门、大肠俞、承山(见图 2-9-7)。
2. 定位

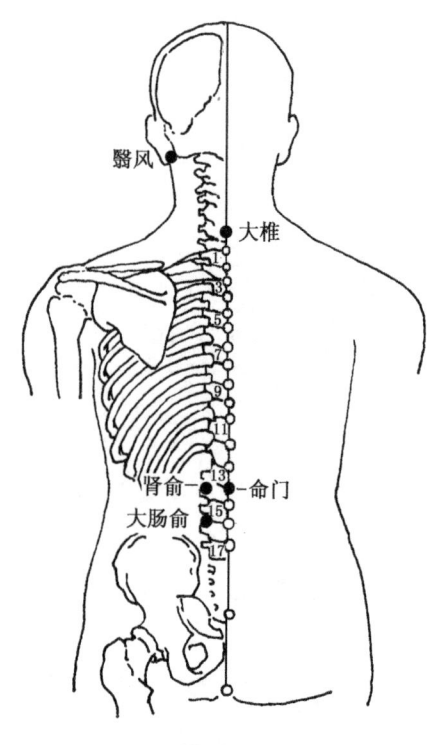

图 2-9-7

大椎：在背部正中线上，第 7 颈椎棘突下凹陷中。
翳风：在耳垂后方，当乳突与下颌角之间的凹陷处。
肾俞：仰卧位，在腰部第 2 腰椎棘突下，旁开 1.5 寸。
命门：仰卧位，在腰部，当后正中线上，第 2 腰椎棘突下凹陷中。
大肠俞：在腰部第 4 腰椎棘突下，旁开 1.5 寸。
承山：在小腿后面正中，当伸直小腿或足跟上提时，腓肠肌肌腹下出现尖角凹陷处。

3. 操作方法

推大椎，用拇指指端或罗纹面着力于治疗部位，沉肩、垂肘、悬腕，以周期性地肘关节屈伸，带动前臂与腕关节做内、外摆动以及拇指关节屈伸。按揉翳风。以大拇指罗纹面置于穴位上，其他 4 指固定于脸侧，拇指边揉边按于操作部位。点按肾俞、命门，两手张掌，4 指放在两腰处，两手拇指伸直,分别置于左右两侧肾俞穴,力量集中于指端,同时着力,并略向上斜点,连续对点 3 次。再以相同的操作方法施术于双侧命门穴。按揉大肠俞,操作者用掌根着力于受术穴区,先轻渐重、由浅入深地向下按压,同时做或左或右地小幅度回旋揉动,并带动受术皮肤一起环转,使之产生内摩擦。待得气后,稍作停留再继续按揉 3～10 秒钟,再逐渐边按揉边由深层返回至浅层,反复操作 5～19 分钟,拿承山。

四、气血亏虚

(一) 症状

头晕眼花,动则加剧,面色苍白,唇甲不华,心悸失眠,神疲懒言,饮食减少,舌质淡,脉细弱。

(二) 治法

1. 选穴

中脘、血海、足三里、心俞、脾俞、胃俞(见图 2-9-8 至图 2-9-10)。

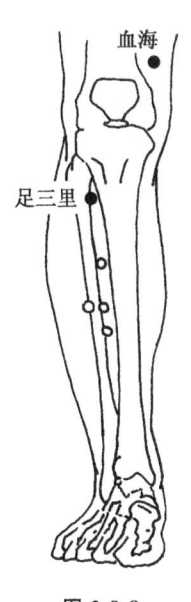

图 2-9-8

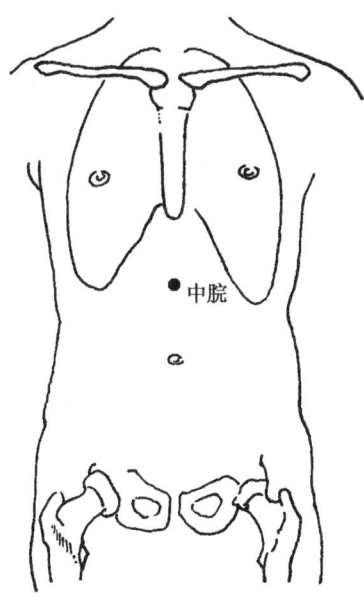

图 2-9-9

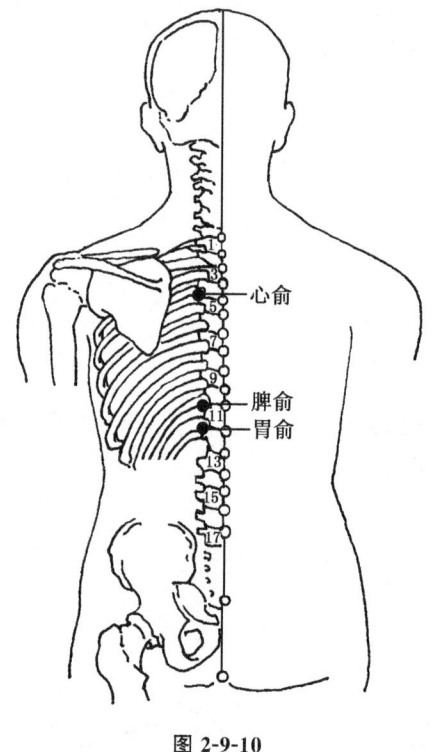

图 2-9-10

2. 定位

中脘:在上腹部,前正中线上,当脐中上4寸。

血海:在大腿内侧,髌底内侧端上2寸。

足三里:见前。

心俞:见前。

脾俞:见前。

胃俞:见前。

3. 操作方法

推中脘,摩腹,操作者沉肩,肘关节微屈,腕部略背伸,以全掌着力,按放于治疗部位,以肩关节发力,通过肘关节屈伸带动前臂、腕,使全掌在治疗部位,即中脘穴位做单方向直线擦拭。操作者用手掌面着力于腹部,通过肩关节在前外方向的小幅度环转,使着力面在治疗部位做有节奏的环行平移摩擦。按揉血海、足三里。推心俞、脾俞、胃俞,张掌,拇指按放在脾俞穴,作揉按活动。两拇指按放在胃俞穴,用指端作按揉活动3～5分钟。

五、瘀血内阻

(一)症状

眩晕,头痛,或兼见健忘,失眠,心悸,精神不振,面或唇色紫黯,舌有紫斑或瘀点,脉弦涩或细弦。

(二)治法

1. 选穴

中脘、章门、期门、云门(见图 2-9-11 至图 2-9-12)。

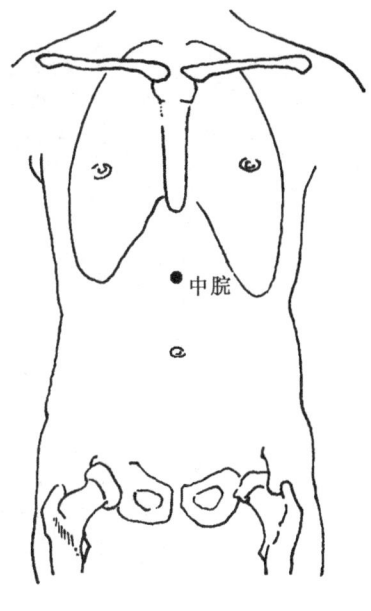

图 2-9-11

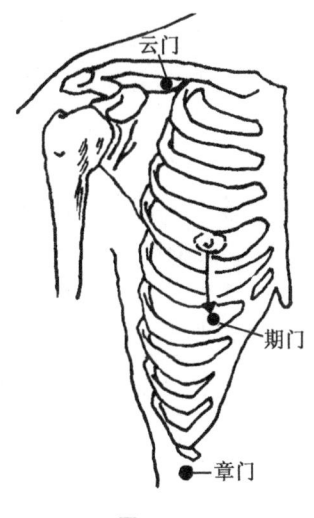

图 2-9-12

2. 定位

中脘:见前。

章门:在侧腹部,当第 11 肋游离端的下方。

期门:在胸部,当乳头直下,第 6 肋间隙,前正中线旁开 4 寸。

云门:在胸前壁的外上方,肩胛骨喙突上方,锁骨下窝凹陷处,距前正中线 6 寸。

3. 操作方法

揉中脘、章门、期门、云门。操作者站立位或坐位,沉肩、垂肘,以中指端、拇指端、掌或者掌根按压在治疗部位,在肩、肘、前臂与腕关节的协同下,做小幅度的环旋转动,并带动施术处的皮肤一起旋转回环,使之与内层的组织之间产生轻柔缓和的内摩擦。患者膝关节屈曲,拿揉承山。用拇指及其余4指指腹分别放在承山穴两旁的肌肉处,边拿边揉,用力应轻柔缓和,操作5~8遍。

六、对症治疗

眩晕的推拿治疗要根据虚补实泻、调整阴阳的原则,在头面、四肢及腰背部施以相应的手法。

1. 头面及颈部操作

(1)配穴及部位 太阳、攒竹、鱼腰、印堂、睛明、四白,前额部、眼眶部。

(2)主要手法 抹法、推法、按法、揉法、拿法。

(3)操作方法 按揉太阳、攒竹、鱼腰、印堂、睛明、四白,每穴1~2分钟;推印堂至发际,分推额部、眼眶部,抹太阳至颞侧5~8遍;抹督脉经(项部),拿风池、风府,3~5分钟。

2. 腰背部操作

(1)配穴及部位 肝俞、心俞、肾俞、脾俞、膈俞、背部、腰部。

(2)主要手法 擦法、推法。

(3)操作方法 横擦五脏俞及膈俞,前臂内侧与治疗部位相对,腕掌与5指伸直,以全掌附着在治疗部位,沿着背腰部两侧的五俞穴之间做往返移动摩擦,以透热为度。掌根直推背部膀胱经5~10遍。

3. 四肢部操作

(1)配穴及部位 曲池、神门、阳陵泉、涌泉,上肢屈侧、下肢内侧阴经。

(2)主要手法 按法、揉法、擦法、拿法。

(3)操作方法 按揉曲池、神门、阳陵泉,擦涌泉,操作8~10分钟。拿上肢,屈侧力量重,伸侧宜轻。按揉下肢内侧3~5分钟。

七、注意事项

(1)头部推拿治疗时,应该固定患者头部,不要使头部晃动,防止头晕加重。

（2）患者应该注意劳逸结合，并且要保证足够的睡眠。

（3）保持心情舒畅、乐观，防止七情内伤。

（4）对肾精不足者要节制房事，切忌纵欲过度。

（5）对痰浊中阻者，忌食甘肥厚味之物。

（6）素体阳盛者，忌食辛燥之品。

八、病例

李某，男，38岁。眩晕颈痛、视力模糊、恶心、难以入睡近3个月。缘起驾车时与前车相撞，头部碰到车厢上，伤后被当地医院按"脑震荡"治疗未见效。查体可见：颈轴稍侧弯，颈椎各方向活动度受限，强行活动则引起明显疼痛，颈项部肌肉紧张，压痛以枕下部明显。按照寰枢关节错位手法复位后，在颈项部施行拿揉法、**㨰法**，点按肩井、风池、天柱等穴位，施术20分钟，患者感疼痛大为减轻，颈椎活动度改善，后治疗数次而愈。

第十节 慢性胃炎

凡由于脾胃受损、气血不调所引起的胃脘部疼痛，称为胃痛。慢性胃炎可由急性胃炎转变而来，也可因不良饮食习惯，长期服用对胃有刺激的药物，口、鼻、咽、幽门部位的感染病灶及自身的免疫性疾病等原因而导致。临床表现为慢性反复性的上腹部疼痛、胃口差、消化不良、胃酸过多、饱胀感、嗳气等。一般分为胃气壅滞与脾胃虚寒两型。

一、胃气壅滞

（一）症状

胃脘胀痛，食后加重，嗳气，有酸腐气味，或有明显伤食病史，或有感受外邪病史，或有怕冷、怕热、肢体困重等感觉，舌红，苔薄白或厚，脉滑。

（二）治法

1. 选穴

中脘、建里、天枢、足三里、肝俞、脾俞、胃俞、三焦俞（见图2-10-1至图2-10-3）。

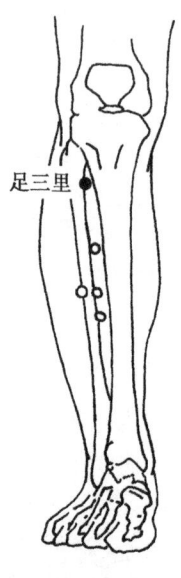

图 2-10-1

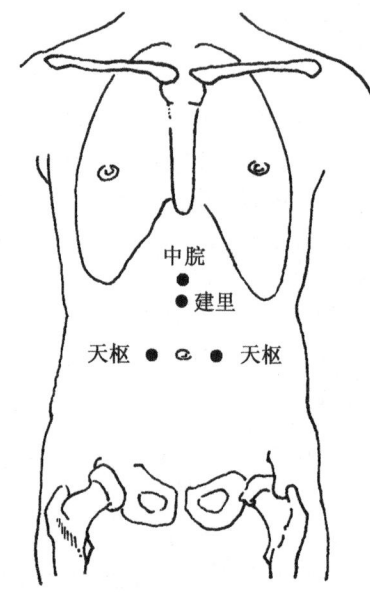

图 2-10-2

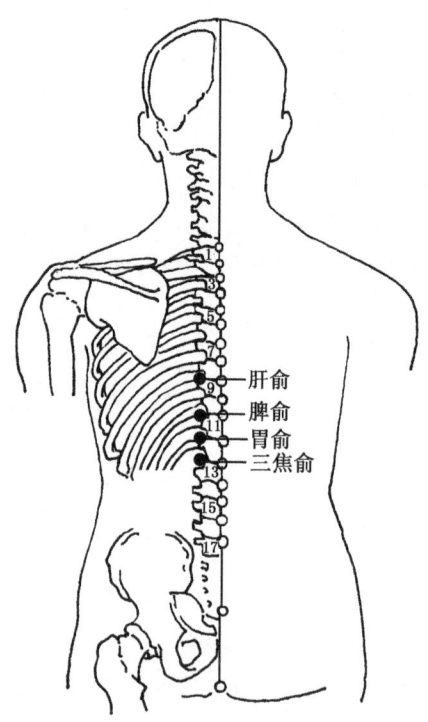

图 2-10-3

2. 定位

中脘：在上腹部，前正中线上，当脐中上4寸。

建里：在上腹部，前正中线上，当脐中上3寸。

天枢：在腹中部，距脐中2寸。

足三里：在小腿前外侧，当犊鼻下3寸，距胫骨前缘1横指。

肝俞：在背部第9胸椎棘突下，旁开1.5寸。

脾俞：在背部第11胸椎棘突下，旁开1.5寸。

胃俞：在背部第12胸椎棘突下，旁开1.5寸。

三焦俞：在腰部第1腰椎棘突下，旁开1.5寸。

3. 操作方法

患者取仰卧位，医者于患者右侧，先用轻快的一指禅推法结合四指摩法在胃脘部治疗，重点按揉中脘、建里、天枢等穴，继之用一指禅推法结合按揉法，在足三里穴操作，时间约10分钟。患者俯卧位，用较重的点、按法在肝俞、脾俞、胃俞、三焦俞治疗，时间约2分钟，用擦法在背腰部操作，以透热为度。顺时针方向摩腹，重点在中脘、天枢穴。

二、脾胃虚寒

（一）症状

胃脘隐痛，遇寒冷或饥饿时疼痛加剧，得温暖或进食后则缓解，喜温暖，喜按揉，伴有面色差、神疲、四肢乏力、不温，食少便稀薄，或吐清水，舌淡，苔白，脉虚弱。

（二）治法

1. 选穴

中脘、建里、天枢、足三里、肝俞、脾俞、胃俞、三焦俞、气海、关元、天突、章门、期门、肾俞、命门（见图2-10-1至图2-10-6，图2-3-6）。

2. 定位

中脘：见前。

建里：见前。

天枢：见前。

足三里：见前。

肝俞：见前。

脾俞:见前。
胃俞:见前。
三焦俞:见前。
气海:在下腹部正中线上,当脐中下 1.5 寸。
关元:在下腹部正中线上,当脐中下 3 寸。

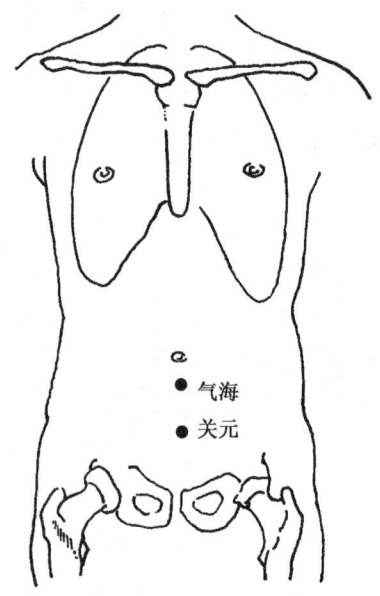

图 2-10-4

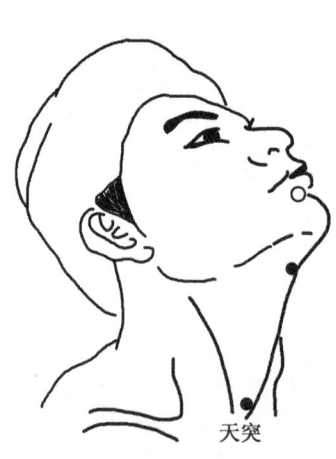

图 2-10-5

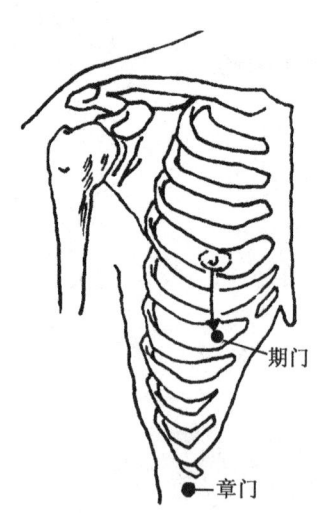

图 2-10-6

第二章 内科疾病

天突：在颈部，当前正中线上，胸骨上窝中央。
章门：在侧腹部，第 11 肋游离端的下方。
期门：在胸部，当乳头直下，第 6 肋间隙，前正中线旁开 4 寸。
肾俞：在腰部第 2 腰椎棘突下，旁开 1.5 寸。
命门：腰部，当后正中线上，第 2 腰椎棘突下凹陷中。

3. 操作方法

患者取仰卧位，医者于患者右侧，先用轻快的一指禅推法结合四指摩法在胃脘部治疗，重点按揉中脘、建里、天枢等穴，继之用一指禅推法结合按揉法，在足三里穴操作，时间约 10 分钟。用柔和的一指禅推法结合揉法，自天突向下至中脘穴治疗，重点在气海、关元，在气海穴治疗时间可以适当延长；然后轻柔地按揉两侧章门、期门，时间约 3 分钟；用较重的手法按揉背部的肝俞、脾俞、胃俞。轻推、擦足三里穴，直擦背部督脉，横擦左侧背部及腰背部肾俞、命门穴，以透热为度。

三、注意事项

应多吃含有蛋白质、容易消化的食物，为了补充维生素，可以吃一些含粗纤维的新鲜蔬菜，并要切成细丝或薄片，煮烂，使之容易吸收。也可以选吃新鲜水果，细嚼慢咽，每次的量不宜过多。要少食多餐，每天可以吃 4～5 次。

四、病例

患者，男，33 岁。胃脘部剧痛 2 日。平素喜饮酒嗜辣，胃痛时作。在外院曾确诊为慢性浅表性胃炎，经中西药物治疗，症状时轻时重。此次因饮酒引发胃痛剧作而就诊。问诊：胃痛较剧，自述须俯卧睡觉方觉痛减，伴口干口臭，大便干结。考虑其病史较久，久痛入络，治疗除基本穴位操作外加用轻推督脉 10 分钟，揉按胃俞 5 分钟，揉天枢 5 分钟，每日 1 次。1 个疗程后疼痛明显减轻，2 个疗程后疼痛消失，1 个月后胃镜检查示阳性征象消失。嘱其戒烟酒，忌辛辣，随访 1 年未复发。

第十一节　胃下垂

由于腹腔内脂肪薄弱，腹壁肌肉松弛，导致胃低于正常位置，称为胃下垂。胃下垂属胃无力症，多见于消耗性疾病患者及无力型体质者，直接影响消化功能。临床表现为上腹胀满、食欲不振、胃痛、消瘦、乏力、嗳气、恶心、呕吐、肠鸣、胃下坠感，或伴有便秘、腹泻、气短、眩晕、心悸、失眠、多梦等。一般分为脾脏虚损、中气下陷和脾胃不和两型。

一、脾脏虚损、中气下陷

（一）症状

面色萎黄，形体消瘦，神疲乏力，少气懒言，食欲不振，脘腹胀满不适，食后加重，平卧减轻，常伴有嗳气或泛吐痰涎，大便稀薄，舌淡，苔薄白，脉虚弱。

（二）治法

1. 选穴

中脘、鸠尾、天枢、气海、关元、脾俞、胃俞（见图 2-11-1 至图 2-11-2）。

2. 定位

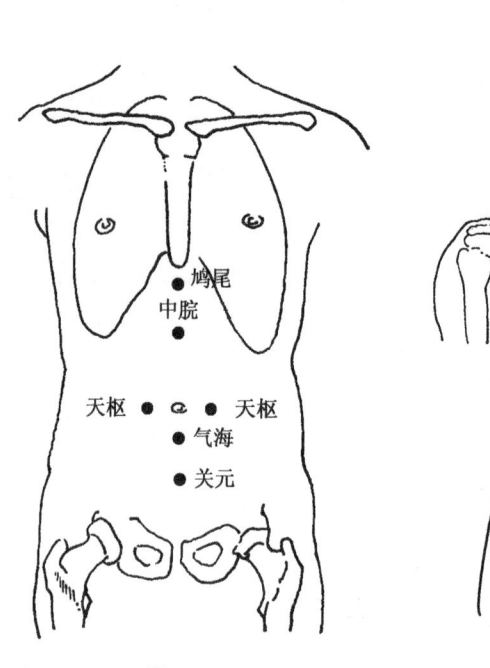

图 2-11-1

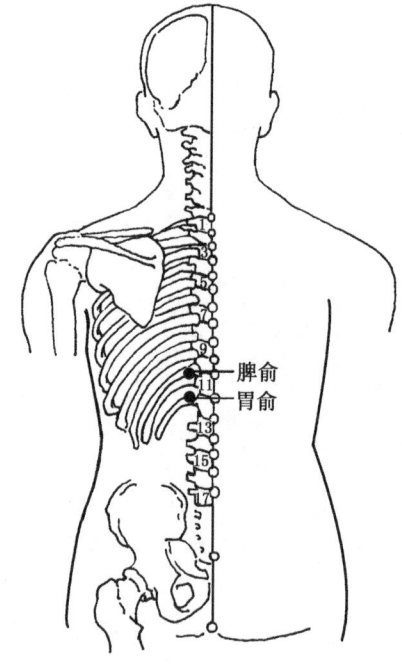

图 2-11-2

中脘:在上腹部,前正中线上,当脐中上4寸。
鸠尾:在上腹部,前正中线上,当胸剑结合部下1寸。
天枢:在腹中部,距脐中2寸。
气海:在下腹部,前正中线上,当脐中下1.5寸。
关元:在下腹部,前正中线上,当脐中下3寸。
脾俞:在背部第11胸椎棘突下,旁开1.5寸。
胃俞:在背部第12胸椎棘突下,旁开1.5寸。

3. 操作方法

患者仰卧位。医者坐于其右侧,用轻柔的一指禅推法、揉法在腹部及鸠尾、中脘穴处重点治疗。然后循序往下至腹部及少腹部,以脐周围及天枢、气海、关元为重点治疗,约10分钟。用托法,即医生将4指并拢,以罗纹着力,根据胃下垂的不同程度,从胃下缘自下而上循逆时针方向托之。同时可以用指振法在中脘穴,掌振法在上腹振动。用摩法在腹部以逆时针方向操作治疗,约15分钟。患者坐位,再用插法(右手4指并拢,掌心向后上,指间由左肩胛骨内下缘,向斜上方插入肩胛骨与肋骨间约2~3寸,同时左手掌顶住患者左肩部,两手呈合拢之势)治疗,每次持续时间约1~2分钟,患者有胃上提之感。随后缓缓将右手收回,插2~3次。然后再用同法左手插入右肩胛内下缘。

二、脾胃不和

(一)症状

胃脘胀闷不适,食入难以消化,嗳气,甚者恶心呕吐,大便时干时稀,舌淡红,苔白或厚,脉缓。

(二)治法

1. 选穴
脾俞、胃俞、肝俞、气海俞、关元俞(见图2-11-3)。

2. 定位
脾俞:在背部第11胸椎棘突下,旁开1.5寸。
胃俞:在背部第12胸椎棘突下,旁开1.5寸。
肝俞:在背部第9胸椎棘突下,旁开1.5寸。
气海俞:在腰部第3腰椎棘突下,旁开1.5寸。

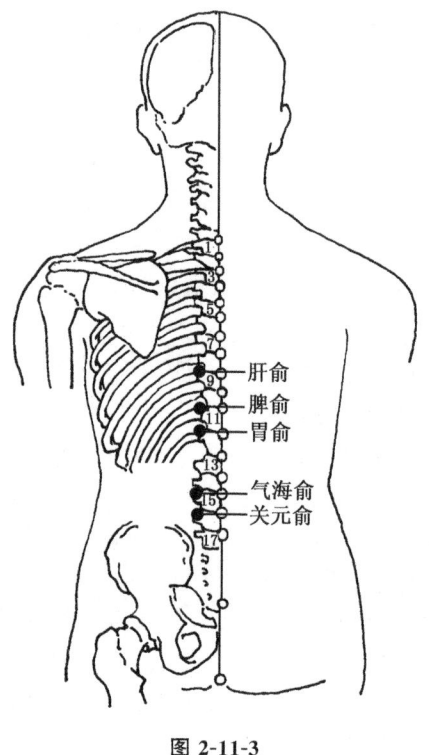

图 2-11-3

关元俞:在腰部第 5 腰椎棘突下,旁开 1.5 寸。

3. 操作方法

患者仰卧位,用一指禅推法施于背部两侧膀胱经,往返治疗约 5 分钟。然后按揉肝俞、脾俞、胃俞、气海俞、关元俞,每穴约 1 分钟。擦两胁肋部,以微微透热为度。

三、注意事项

(1)严重的胃下垂应该综合治疗,平素应加强胸、腹部肌肉的锻炼,提高肌肉、韧带的强度,改善症状。

(2)注意饮食调养,以易于消化的食物为宜,进餐要有规律,每餐不可以太饱,应禁食刺激性强的食物。平时要精神放松,心情舒畅,不可以用脑过度。

(3)治疗胃下垂病人的推拿手法,宜和缓从容、轻快熟练,力量由轻到重,同时,要注意解剖位置的变化,使手法治疗准确无误。

四、病例

王某,女,44 岁。于 2000 年感到胃部不适,经中西医治疗,效果不明显,且症状日渐加重。食欲不振,进食后胃部胀痛,服用中药约 150 剂均无效,身体瘦弱,心悸失眠。于 2006 年钡餐摄片为胃下界在髂嵴连线下10cm。用推拿疗法 1 个月后症状基本消失,医者停止治疗。患者坚持每日 2 次做胃下垂体操,注意休息和营养,3 个月后重返工作岗位。于 2007年 5 月摄片复查,胃下界在髂嵴连线下 4cm,半年后随访一切正常。

第十二节　胃痉挛

胃痉挛是继发于其他疾病(如急慢性胃炎,胃、十二指肠溃疡及胃神经官能症等)中的一个症状,常因烟酒不节、女子生殖疾病、月经异常、妊娠等现象的反射,引起胃酸分泌过多,刺激胃黏膜,导致胃平滑肌发生阵发性强烈收缩所致。其临床表现为:突然发作,其痛如钻、如刺、如灼、如绞;疼痛常向左胸、左肩胛、背部放射,同时腹部肌肉发生痉挛;伴有恶心、呕吐、面色苍白、手足厥冷、冷汗甚至休克。根据病情的轻重,数分钟或数小时后,患者可因出现嗳气、欠伸、呕吐而缓解。疼痛停止后,健康如常,其发作周期有一日数次或数日、数月 1 次。一般分为肝胃蕴热、寒邪内侵两型。

一、肝胃蕴热

(一)症状

胃脘部灼热疼痛,痛势急,伴有恶心呕吐,反酸,口干口苦,口渴喜冷饮,烦躁易怒,舌红,苔黄,脉弦数。

(二)治法

1. 选穴
中脘、内关、天枢、气海、脾俞、胃俞(见图 2-12-1 至图 2-12-3)。
2. 定位
中脘:在上腹部,前正中线上,当脐中上 4 寸。
内关:在前臂掌侧,腕横纹上 2 寸,掌长肌腱与桡侧腕屈肌腱之间。
天枢:在腹中部,距脐中 2 寸。

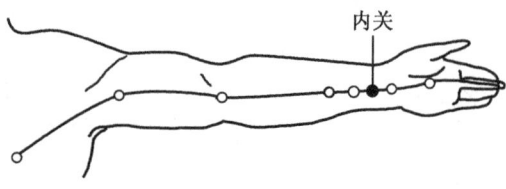

图 2-12-1

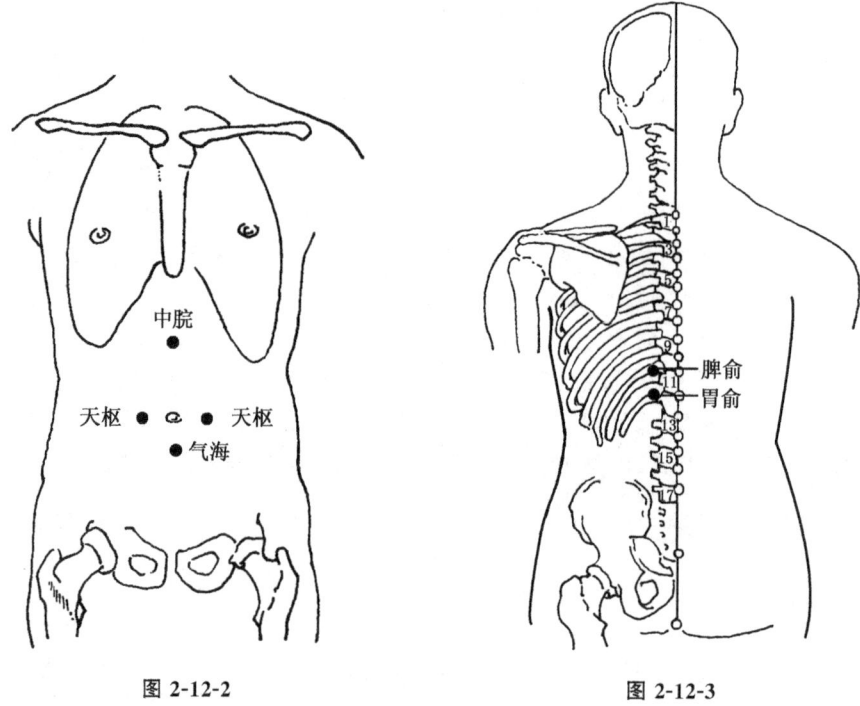

图 2-12-2　　　　　　　　图 2-12-3

气海：在下腹部，前正中线上，当脐中下 1.5 寸。

脾俞：在背部第 11 胸椎棘突下，旁开 1.5 寸。

胃俞：在背部第 12 胸椎棘突下，旁开 1.5 寸。

3. 操作方法

通过在中脘穴用双手指拿、掌根用力作顺时针方向的上腹部按摩，速度均匀，旋转回环，由轻到重。然后点揉内关穴，边点边揉 1 分钟，持续 30 秒，再重新点按。最后配合点天枢、气海、脾俞、胃俞等穴。用轻—重—轻的手法原则治疗，在对患者治疗过程中也要用心理疗法减轻其心理负担,同时要求患者全身放松。治疗完毕,要求患者喝 200ml 白开水,治疗时间大约 10 分钟。

二、寒邪内侵

(一)症状

胃脘部疼痛、满闷不适,遇寒时疼痛加重,得温敷、热饮可以缓解,伴有四肢不温,不思饮食,舌淡红,苔薄白,脉弦紧。

(二)治法

1. 选穴

大杼、肾俞、意舍、志室、胃俞、大肠俞、上脘、中脘、下脘、梁门、期门、章门、天枢、足三里(见图 2-12-4 至图 2-12-7)。

2. 定位

大杼:在背部第 1 胸椎棘突下,旁开 1.5 寸。

肾俞:在腰部第 2 腰椎棘突下,旁开 1.5 寸。

意舍:在背部第 11 胸椎棘突下,旁开 3 寸。

志室:在腰部第 1 腰椎棘突下,旁开 3 寸。

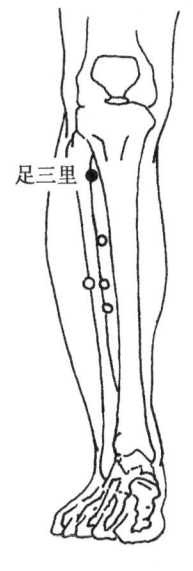

图 2-12-4

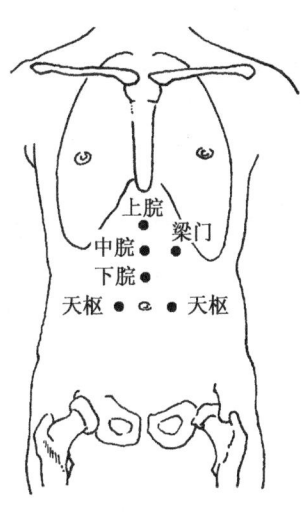

图 2-12-5

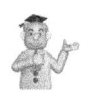

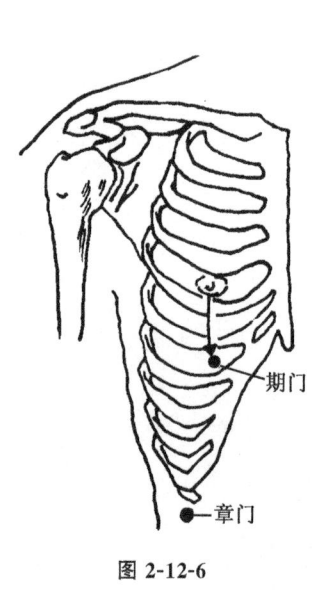

图 2-12-6

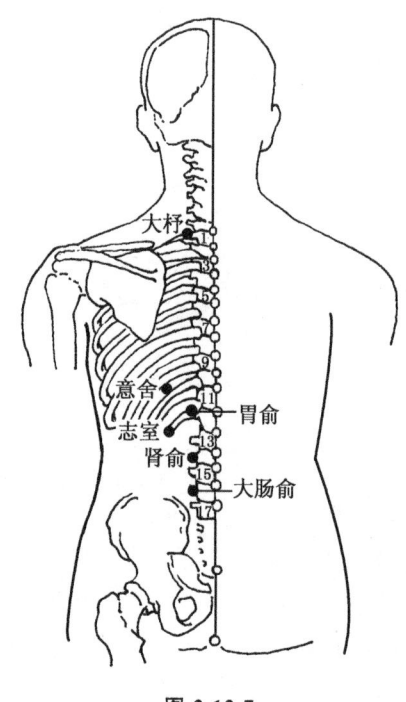

图 2-12-7

胃俞：在背部第 12 胸椎棘突下，旁开 1.5 寸。
大肠俞：在腰部第 4 腰椎棘突下，旁开 1.5 寸。
上脘：在上腹部，前正中线上，当脐中上 5 寸。
中脘：在上腹部，前正中线上，当脐中上 4 寸。
下脘：在上腹部，前正中线上，当脐中上 2 寸。
梁门：在上腹部，当脐中上 4 寸，距前正中线 2 寸。
期门：在胸部，当乳头直下，第 6 肋间隙，前正中线旁开 4 寸。
天枢：在腹中部，距脐中 2 寸。
章门：在侧腹部，第 11 肋游离端的下方。
足三里：在小腿前外侧，当犊鼻下 3 寸，距胫骨前缘 1 横指。

3. 操作方法

双掌分推背部膀胱经一线，从大杼至肾俞反复 6～7 遍。手掌分别揉大杼至肾俞，拇指揉拨膀胱经一线，从上至下，重点在肝俞、脾俞、胃俞穴附近找过敏点反复揉压。拇指分别揉拨腰部两侧膀胱经二线，从意舍至志室，重点点按胃俞，以局部发热为度，肘尖分别点压大肠俞 1 分钟左右。

双手半握拳叩击背部,从上至下约2分钟。患者仰卧,术者立于侧面,用单掌顺时针揉中脘1分钟左右,拇指点按上脘、中脘、下脘。双拇指点按梁门、期门、章门。双拇指点按天枢,以小腹至大腿发热为度。拇指点揉两侧足三里。

三、注意事项

每次治疗完后,要让患者喝一定量的白开水,是因为胃受热以后,肌肉舒张,使食物向十二指肠移行,增加了胃的排空。

四、病例

张某,男,37岁,工人。因在外受凉回家后,突然感到胃脘部发生疼痛,2分钟后疼痛加剧,于是来就诊。患者表情痛苦,疼痛逐渐加剧,胃脘部拒按,伴有嗳气。经胃镜化验检查,胃无其他器质性病变,也无细菌病毒感染,属于胃神经官能症。最后确诊为胃痛,证属寒邪内侵。经按寒邪内侵证按摩点穴后,疼痛消失。

第十三节 泄   泻

泄泻是以排便次数增多,粪便稀薄,甚至泻出如水样的大便为特征,多由脾胃运化功能失职,湿邪内盛所致。临床表现以腹痛、肠鸣、大便次数增多(一日数次或10多次),粪便稀薄如水为主要症状。根据发作时特点及伴随症状的不同一般分为寒湿泄泻、湿热泄泻、食滞肠胃3型。

一、寒湿泄泻

(一)症状

泻下清稀,甚至如水样,伴有腹痛肠鸣,脘闷食少,或兼有恶寒发热,鼻塞头痛,肢体酸痛,舌淡红,苔薄白,脉浮。

(二)治法

1. 选穴

中脘、天枢、气海、关元、脾俞、胃俞、大肠俞、足三里(见图 2-13-1 至图 2-13-3)。

推拿疗法速成图解

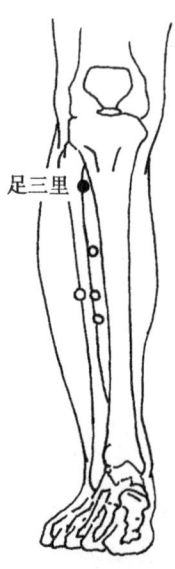

图 2-13-1

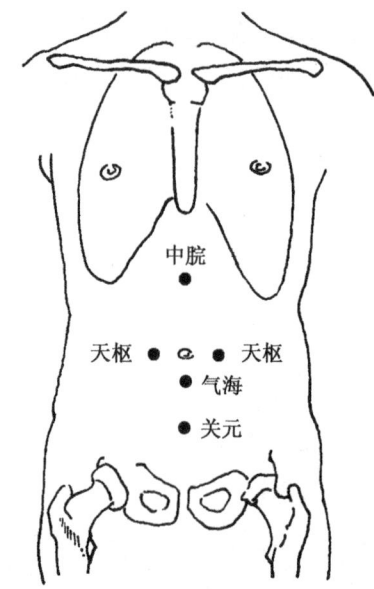

图 2-13-2

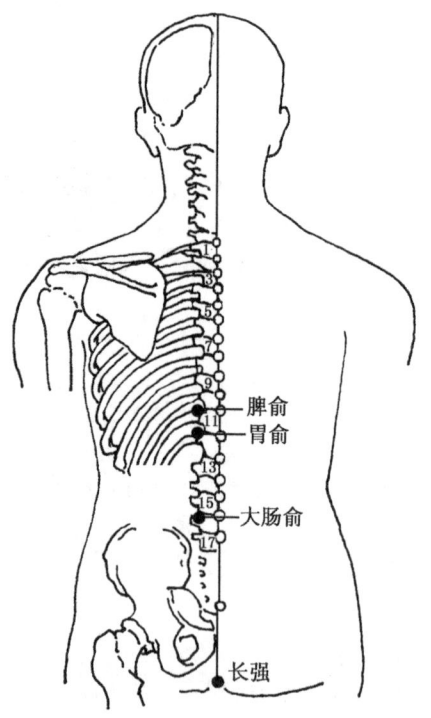

图 2-13-3

66

2. 定位

中脘:在上腹部,前正中线上,当脐中上4寸。

天枢:在腹中部,距脐中2寸。

气海:在下腹部,前正中线上,当脐中下1.5寸。

关元:在下腹部,前正中线上,当脐中下3寸。

脾俞:在背部第11胸椎棘突下,旁开1.5寸。

胃俞:在背部第12胸椎棘突下,旁开1.5寸。

大肠俞:在腰部第4腰椎棘突下,旁开1.5寸。

足三里:在小腿前外侧,当犊鼻下3寸,距胫骨前缘1横指。

3. 操作方法

患者仰卧位,用沉着缓慢的一指禅推法由中脘开始缓慢向下移至气海、关元,往返操作5~6遍。用掌摩法逆时针摩腹,时间大约8分钟。患者俯卧位,用㨰法沿脊柱两旁从脾俞到大肠俞治疗,每穴约1分钟。轻柔地按揉气海、关元、足三里穴,每穴约2分钟,在气海穴治疗的时间可以适当延长。

二、湿热泄泻

(一)症状

腹痛即泻,泻下急迫,势如水注,或泻后不爽,粪色黄褐而臭,伴有烦热口渴,小便短赤,肛门灼热,舌红,苔黄腻,脉滑数或濡数。

(二)治法

1. 选穴

大肠俞、长强、脾俞、胃俞、天枢(见图2-13-1至图2-13-3)。

2. 定位

大肠俞:在腰部第4腰椎棘突下,旁开1.5寸。

长强:在尾骨端下,当尾骨端与肛门连线的中点。

脾俞:在背部第11胸椎棘突下,旁开1.5寸。

胃俞:在背部第12胸椎棘突下,旁开1.5寸。

天枢:在腹中部,距脐中2寸。

3. 操作方法

患者仰卧位,用㨰法沿脊柱两旁的膀胱经从脾俞到大肠俞治疗,每穴约1分钟,后再在每穴上施以点按法,每穴操作1分钟,以酸胀感为度。在胃肠部施用摩法,摩法以逆时针方向进行。

三、食滞肠胃

(一)症状

腹痛肠鸣,泻后疼痛减轻,泻下粪便臭如败卵,夹有不消化食物,伴有脘腹不适,嗳气,不思饮食,舌红,苔白或黄厚腻,脉滑或数。

(二)治法

1. 选穴

章门、期门、肝俞、胆俞、胃俞、大肠俞(见图2-13-4至图2-13-5)。

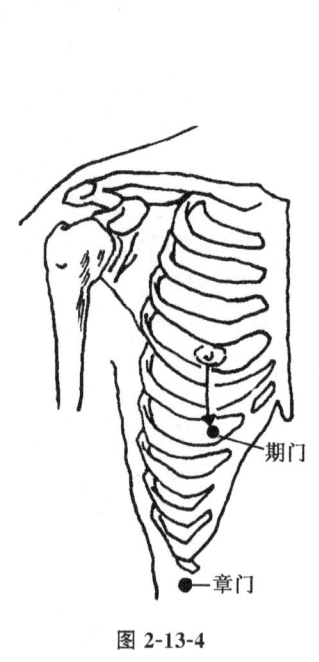

图 2-13-4

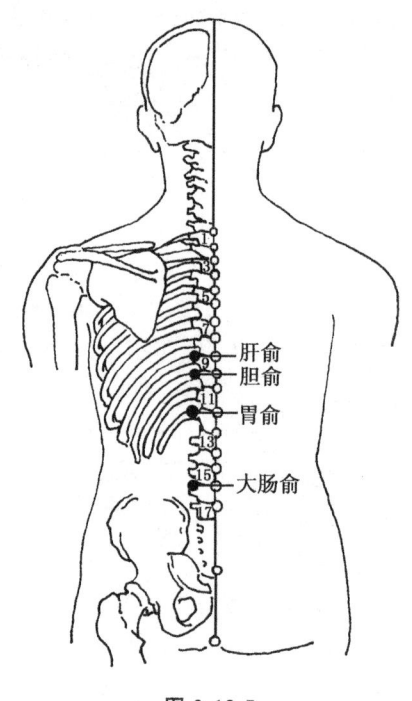

图 2-13-5

2. 定位

章门:在侧腹部,第11肋游离端的下方。

期门:在胸部,当乳头直下,第6肋间隙,前正中线旁开4寸。

肝俞：在背部第 9 胸椎棘突下，旁开 1.5 寸。
胆俞：在背部第 10 胸椎棘突下，旁开 1.5 寸。
胃俞：在背部第 12 胸椎棘突下，旁开 1.5 寸。
大肠俞：在腰部第 4 腰椎棘突下，旁开 1.5 寸。

3. 操作方法

用轻柔的按揉法在两侧掌门、期门穴治疗，每穴约 6 分钟。横擦两胁，以两胁微热为度。用轻柔的手法按揉背部的肝俞、胆俞、胃俞及腰部的大肠俞，以透热为度。

四、注意事项

（1）急性泄泻，应到肠道门诊治疗，进行大便常规检查，在排除肠道传染病的情况下，才能做推拿治疗。

（2）推拿治疗的同时，应注意饮食，避免生冷，禁食荤腥油腻之物。

（3）对胃肠神经官能症患者，尤其需要注意掌握心理因素，因势利导。

五、病例

周某，男，50 岁。反复下腹胀痛 1 年，每日排便 3～5 次，常在黎明前泻，质稀时有黏液，纳差，腰酸肢冷。查体：左下腹压痛，肠鸣音亢进，脉沉细，舌苔薄白，边有齿印。中医诊断为"脾肾阳虚"。纤维肠镜检查示："乙状结肠、直肠黏膜轻度充血、水肿，直肠内有少量稀粪及黄色黏液"。诊为"直结肠慢性炎症"。3 次大便培养无致病菌生长。推拿采用健脾和胃、温肾壮阳法治疗，1 个月后症状减轻，2 个月后症状明显减轻，大便基本恢复正常。继续治疗 1 个月，症状体征消失，大便常规镜检 3 次正常，纤维结肠镜检查黏膜恢复正常。停止治疗后坚持自我摩腹，每日早晚餐前各 1 次，每次 10 分钟，温热为度。随访 1 年未复发。

第十四节　呕　　吐

呕吐是指胃失和降，气逆于上，胃内容物经食道、口腔吐出的一种病证。有物有声为呕，有物无声为吐，无物有声为干呕。但呕与吐常同时发生，很难截然分开，故并称为呕吐。根据病因及发作时特点的不同可分为饮食停滞和肝气犯胃两型。

一、饮食停滞

（一）症状

呕吐酸腐,脘腹胀满,嗳气厌食,得食则呕吐愈甚,吐后反舒服,伴有大便气味臭秽,舌淡红,苔厚腻,脉滑实。

（二）治法

1. 选穴

足三里、丰隆、解溪、中脘、天枢、神阙、脾俞、胃俞（见图2-14-1至图2-14-3）。

2. 定位

足三里:在小腿前外侧,当犊鼻下3寸,距胫骨前缘1横指。

丰隆:在小腿前外侧,当外踝尖上8寸,距胫骨前两横指（中指）。

解溪:在足背与小腿交界处的中央横纹凹陷处,当拇长伸肌腱与趾长伸肌腱之间。

中脘:在上腹部,前正中线上,当脐中上4寸。

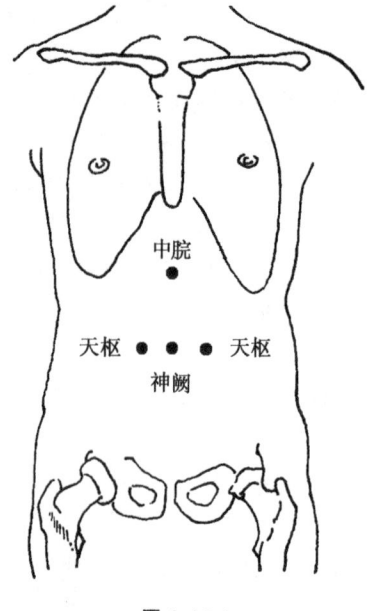

图 2-14-1

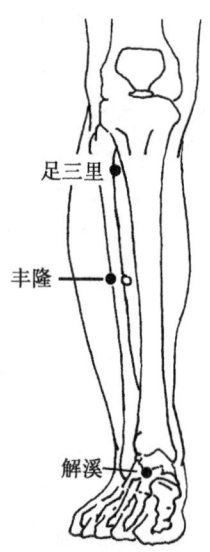

图 2-14-2

第二章 内科疾病

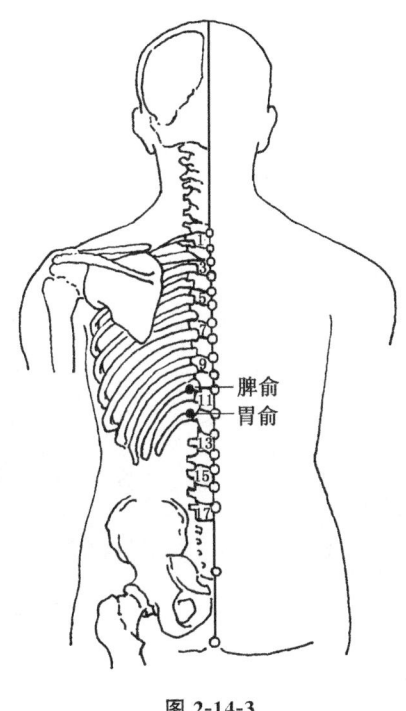

图 2-14-3

天枢:在腹中部,距脐中 2 寸。
神阙:在腹中部,脐中央。
脾俞:在背部第 11 胸椎棘突下,旁开 1.5 寸。
胃俞:在背部第 12 胸椎棘突下,旁开 1.5 寸。

3. 操作方法

患者屈膝仰卧位。用轻快的一指禅推法沿腹部任脉从上而下往返治疗,重点在中脘穴,时间约 5 分钟;用掌摩法在上腹部作顺时针方向治疗,时间约 3 分钟;点按中脘、天枢、神阙穴,每穴约 2~3 分钟。用指揉法在脾俞、胃俞穴治疗,以有酸胀感为度。用按揉法在足三里、丰隆、解溪等穴处操作 3~5 分钟。

二、肝气犯胃

(一)症状

呕吐吞酸,嗳气频繁发作,胸胁胀满,烦闷不舒,每因情志不遂加重,舌边红,苔薄腻,脉弦。

（二）治法

1. 选穴

肝俞、章门、脾俞、胃俞、膈俞（见图 2-14-4 至图 2-14-5）。

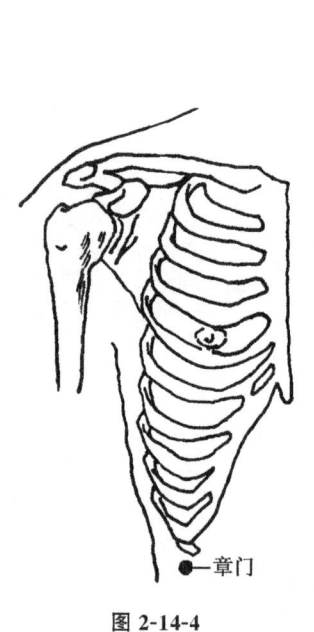

图 2-14-4　　　　　　　图 2-14-5

2. 定位

肝俞：在背部第 9 胸椎棘突下,旁开 1.5 寸。

章门：在侧腹部,当第 11 肋游离端的下方。

脾俞：在背部第 11 胸椎棘突下,旁开 1.5 寸。

胃俞：在背部第 12 胸椎棘突下,旁开 1.5 寸。

膈俞：在背部第 7 胸椎棘突下,旁开 1.5 寸。

3. 操作方法

用一指禅推法沿背部膀胱经往返操作 5～8 遍。用指揉法在脾俞、胃俞、膈俞穴治疗,以有酸胀感为度。用手掌沿胸骨正中自上而下,向左右顺序推梳至胁肋部,往返操作 15 分钟,并按压掌门穴 1～2 分钟。

三、注意事项

（1）呕吐为消化系统的常见症状，轻者仅是胃肠黏膜自我保护的一种生理功能，重者可提示为某些凶险急症的预兆，如脑血管疾病、恶性肿瘤等。

（2）病人应注意少食多餐，忌食生冷不干净的食物，饮食以清淡易于消化为主。对于急腹症、消化道出血及脑水肿引起的呕吐，应根据病情迅速采取其他抢救措施，以防止耽误病情。

四、病例

张某，男，6岁。发热、吐泻2天。患者于2007年9月7日下午突然发热，体温高达39.2℃，继而夜间出现吐泻，8日去儿童医院诊断为小儿腹泻，给予庆大霉素2万单位肌注，每日2次，并辅以胖得生等药物治疗。患者体温下降为38℃，但夜间又升至39℃，吐泻不止。症状：发热（38.4℃），进食即吐，大便稀呈水样，每日10余次，口渴喜饮，小便黄而短，纳差。患者精神欠佳，舌苔薄黄，指纹色紫，肛门发红，呈轻度脱水貌，腹不胀。查大便常规脂肪球+++。治则：首先以清热利湿为主，佐以健脾止泻。以推拿法治疗，9月11日复诊：烧已退，吐止，大便2次，质转稠。查见肛门不红，舌苔薄白，体温36.8℃。9月12日复诊：自11日推拿后至12日上午大便1次，已成形，其他症状均消失。

第十五节　腹　　痛

腹痛是指以胃以下，耻骨毛际以上的部位发生疼痛为主要表现的一种病证。腹痛虽是一种症状，但发作时与多种脏腑的疾病有关，如肝、胆、脾、胃、大小肠、子宫等。虽然腹痛的病因很多，但最常见的原因是因外感风寒，邪入腹中；或暴饮暴食，脾胃运化无权；或过食生冷，进食不洁；或脾胃阳气虚弱，气血产生不足，经脉脏腑失其温养。

一、推拿治疗

（一）症状

腹部胀痛，拒按，大便秘结，或泄后不爽，伴有胸闷不舒，烦渴引饮，身热自汗,小便短赤,舌红,苔黄燥或黄腻,脉滑数。

(二)治法

1. 选穴

神阙、天枢、脾俞、胃俞(见图 2-15-1 至图 2-15-2)。

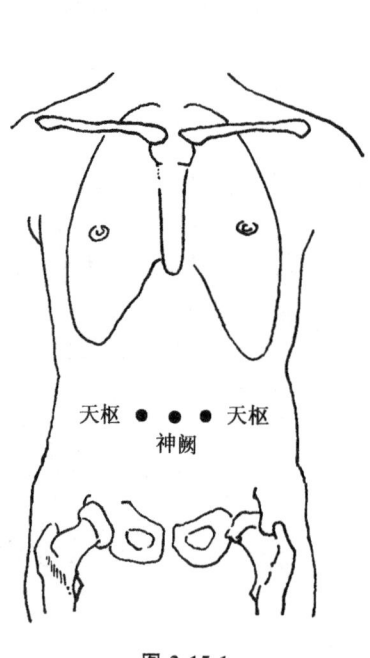

图 2-15-1

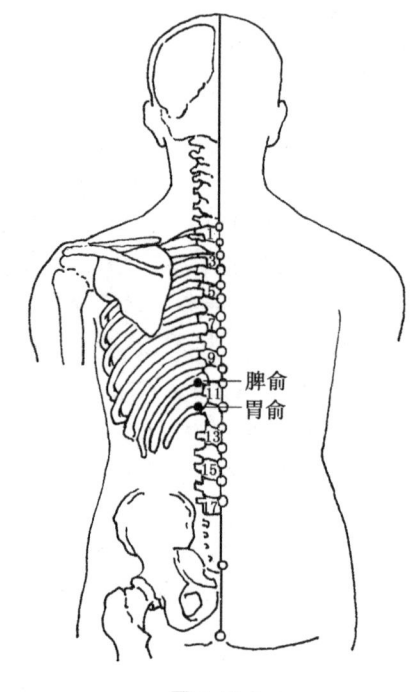

图 2-15-2

2. 定位

神阙:在腹中部,脐中央。

天枢:在腹中部,距脐中 2 寸。

脾俞:在背部第 11 胸椎棘突下,旁开 1.5 寸。

胃俞:在背部第 12 胸椎棘突下,旁开 1.5 寸。

3. 操作方法

揉脐部神阙穴,患者取坐位或仰卧位,用掌根抵住肚脐,稍用力,缓缓揉动,以腹内有热感为宜,约 2 分钟;点按天枢,患者取仰卧位,用双手食指分别抵住双天枢穴,用力下压,以能忍受为度,然后再放松,如此一压一松,操作约 1 分钟。掌揉背部,患者取俯卧位,用掌根沿脊柱两旁膀胱经循环线,自上而下揉动,重点在脾俞、胃俞穴操作,时间约 2 分钟。

二、注意事项

(1)腹痛忌过早服用止痛药。腹痛的原因错综复杂,有些会产生严重后果的疾病如急性阑尾炎、宫外孕等,若先服用止痛药,虽疼痛有所缓解,使医生难以诊断,这样容易延误治疗。

(2)饮食上,腹痛患者,忌食牛奶、鸡蛋。饮用牛奶会使腹痛症状加剧,鸡蛋不仅难以消化,也会使腹痛症状加重。

三、病例

王某,男,32 岁。因晚饭后突然上腹痛 2 小时来就诊,经检查可以排除外科急腹症,初步考虑为"胃痉挛",遂给予推拿治疗约 15 分钟,患者腹痛即止,次日随访,未再复发。

第十六节 腹　　胀

腹胀是指胃肠道存有过量气体,而感觉脘腹及脘腹以下的整个下腹部胀满的一种症状。本病多见于急慢性胃肠炎,胃肠神经官能症,消化不良,腹腔手术后。主要临床表现为:腹部胀满,叩之如鼓,食欲不振,食少饱闷,恶心嗳气,四肢乏力等。

一、推拿治疗

(一)症状

胸脘部胀满不适,恶心呕吐,伴有头晕目眩,头重如裹,身重肢倦,或见咳嗽痰多,口淡不渴,舌体胖大,边有齿痕,苔白厚腻,脉沉滑。

(二)治法

1. 选穴
合谷、肩井、建里、足三里、太冲(见图 2-16-1 至图 2-16-4)。
2. 定位
合谷:在手背,第 1、第 2 掌骨间,当第 2 掌骨桡侧的中点处。
肩井:在肩上,前直乳中,当大椎与肩峰端连线的中点。

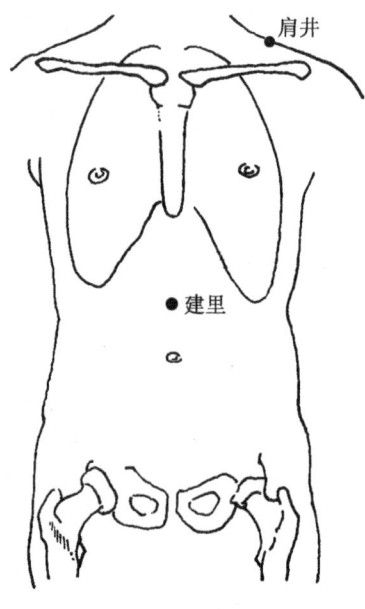

图 2-16-1

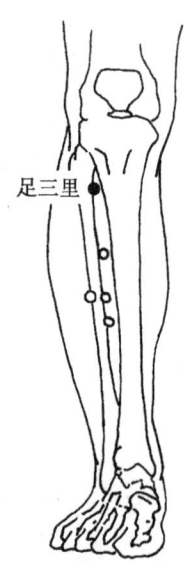

图 2-16-2

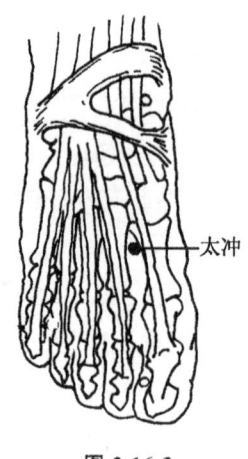

图 2-16-3

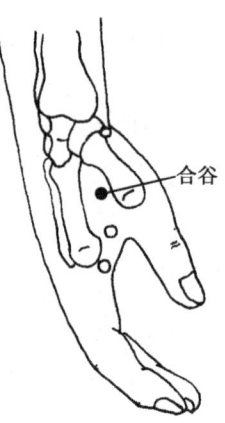

图 2-16-4

建里：在上腹部，前正中线上，当脐中上 3 寸。
足三里：在小腿前外侧，当犊鼻下 3 寸，距胫骨前缘 1 横指。
太冲：在足背侧，当第 1 趾骨间隙的后方凹陷处。

3. 操作方法

拿合谷：取坐位，用拇食两指捏紧合谷穴，用力捏拿数十次。拿肩井：患者取坐位，双手捏紧双肩高峰处，一紧一松提拿双肩井穴，约数十次。点颤建里：患者取仰卧位用中指抵住建里穴，用力按压，并同时用上臂用力，进行颤抖，约半分钟。摩腹：叩打背部：患者俯卧，用轻叩法在背部两侧膀胱经走行线上叩打，约1分钟。揉足三里、太冲穴：取坐位，用拇指按揉足三里、太冲穴，每穴1分钟。

二、注意事项

（1）少食高纤维食物，如土豆、面食、豆类以及卷心菜、花菜、洋葱等，它们都很容易在肠胃内部制造气体，从而导致腹胀的出现。不食用不易消化的食物，如炒豆子、硬煎饼等硬性食物，因为它们在肠胃里滞留的时间会比较长，产生较多气体而引发腹胀。

（2）改变狼吞虎咽的习惯。进食太快或边走边吃等不良习惯，很容易吞进腹内不少空气。此外，常用吸管喝饮料也会使大量空气潜入胃部，引起腹胀。

（3）克服不良情绪。焦躁、忧虑、悲伤、沮丧、抑郁等不良情绪也可能会使消化功能减弱，或刺激胃部造成过多的胃酸，其结果也会使胃内气体过多，造成腹胀加剧。

（4）注意锻炼身体。每天应该坚持1小时左右的适量运动，不仅有助于克服不良情绪，而且可以帮助消化系统维持正常的功能。

（5）注意某些疾患。对某些疾病来说，腹胀或许就是先兆或是症状之一，包括过敏性肠炎、溃疡性结肠炎和膀胱瘤等。这时应该积极求医。

三、病例

患者，女，12岁。因饮食不节致腹胀，频繁呕吐，呕吐物呈草绿色，无大便，面色黄，疲乏无力，表情痛苦，舌质红，苔厚腻，脉滑数。给予推拿抹腹治疗，3分钟后即除腹胀，止呕吐，听到肠蠕动音，继续治疗5分钟，观察1分钟，患者面色由黄变红润，表情改善，5分钟后治愈。

第十七节　呃　　逆

呃逆俗称"打嗝"，是指气逆上冲，喉间呃呃连声，声短而频繁，不能自制的一种病证，甚则妨碍谈话、咀嚼、呼吸、睡眠等。呃逆可单独发生，持续数分钟至数小时后不治而愈,但也有个别病例反复发生,虽经多方治疗仍迁延数月不愈。多因寒凉刺激,饮食过急、过饱,情绪激动,疲劳,呼吸过于深频等而诱发。

一、推拿治疗

(一)症状

呃逆沉缓有力,其呃得热则减,遇寒加重,恶食冷饮,喜饮热汤,胃脘部不舒,口淡不渴,或有过食生冷、寒凉史,或于受寒后发病,舌淡,苔白,脉迟缓。

(二)治法

1. 选穴

攒竹、列缺、缺盆、膈俞(见图 2-17-1 至图 2-17-4)。

2. 定位

攒竹:在面部,当眉头陷中,眶上切迹处。

列缺:在前臂桡侧缘,桡骨茎突上方,腕横纹上 1.5 寸。当肱桡肌与拇长展肌之间。

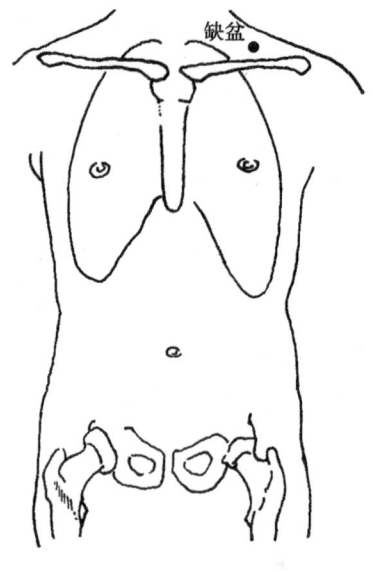

图 2-17-1

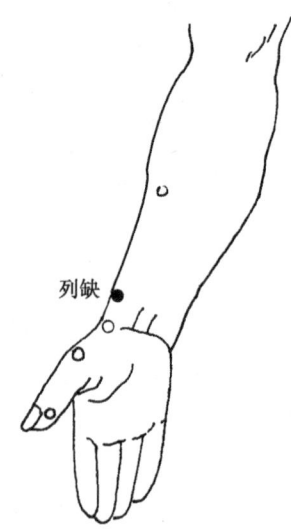

图 2-17-2

第二章　内科疾病

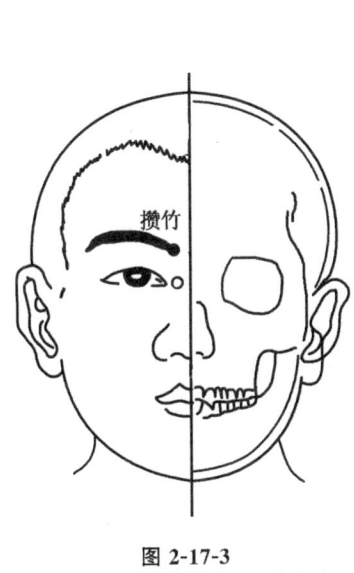

图 2-17-3

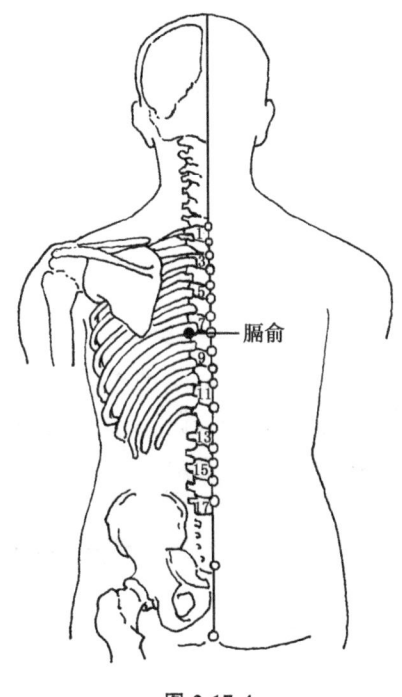

图 2-17-4

缺盆：在锁骨上窝中央，距前正中线 4 寸。
膈俞：自背部，当第 7 胸椎棘突下，旁开 1.5 寸。

3. 操作方法

点攒竹：双拇指按压双侧攒竹穴，持续 2 分钟。在按压时，患者还可能再呃逆一次，但一会儿就会好。操作一定要够 2 分钟。点列缺：用拇指点按一侧的列缺穴，约 2 分钟，要用力，使局部有胀痛的感觉。弹缺盆：用食指或中指弹拨一侧缺盆穴内侧，以感到向胸部窜麻为宜，一般只需要弹拨一下。按膈俞：用拇指按压背部的膈俞穴或者附近的压痛点，持续 2 分钟。

二、注意事项

（1）情绪不好会引发呃逆，呃逆经久不愈使患者焦躁烦恼，这又会加重膈肌痉挛。因此，对患者来说，保持心情舒畅显得十分重要。

（2）进食适量生冷食品，包括生拌冷菜及水果。煎炸难消化的食品不宜多吃。食量以无饱胀感为好,餐次可增加。

(3)刀豆、生姜、荔枝、枇杷、饴糖(麦芽糖)等食物有温胃通气止呃作用,受寒者可适量选吃。保持大便通畅。

三、病例

王某某,男,48岁。呃逆7天。7天前过食干饭后出现呃逆,声音洪亮求诊于急诊科,3天不效,又住入呼吸科,曾用氯丙嗪、苯妥英钠、利多卡因等,疗效不显。呃逆频频,烦躁不安,口干、口苦,纳差,恶心呕吐,大便秘结,小便短赤,舌黯红,苔黄,脉滑数。用上法治疗,第1天推拿时呃逆即止,停止治疗而复发;第2天治疗后呃逆间隔时间延长,声音变小,精神好转,无烦躁;第3天治疗后呃逆不作。之后患者又恐呃逆复发而巩固治疗2天,满意而归。

第十八节 便 秘

便秘是指大便次数减少,排便间隔时间过长,粪质干结,排便艰难;或粪质不硬,虽有便意,但便出不畅,多伴有腹部不适的病证。引起病变的原因有久坐少动、食物过于精细、缺少纤维素等,使大肠运动缓慢,水分被吸收过多,粪便干结坚硬,滞留肠腔,排除困难。还有因年老体弱,津液不足;或贪食辛辣厚味,胃肠积热;或水分缺乏;或多次妊娠,过度肥胖等,皆可导致便秘。根据病因及发作时特点的不同,一般分为实证便秘和虚证便秘。

一、实证便秘

(一)症状

大便干结,腹中胀满,伴有口干口臭,小便短赤;或伴有胸胁满闷,嗳气呃逆等,舌红,苔黄燥,脉滑数。

(二)治法

1. 选穴

足三里、大肠俞、支沟、曲池、章门、期门、下巨虚、天枢、大横(见图2-18-1至2-18-6)。

第二章 内科疾病

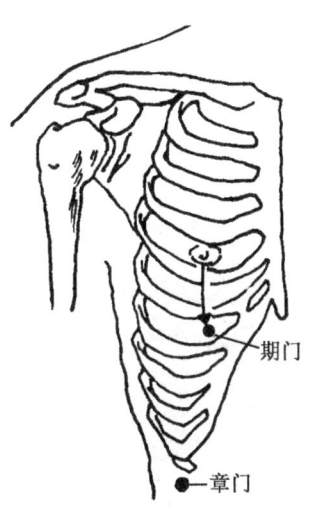

图 2-18-1

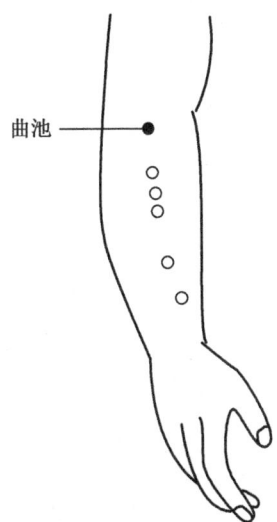

图 2-18-2

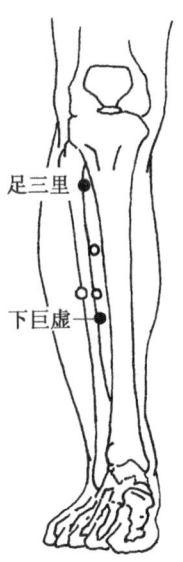

图 2-18-3

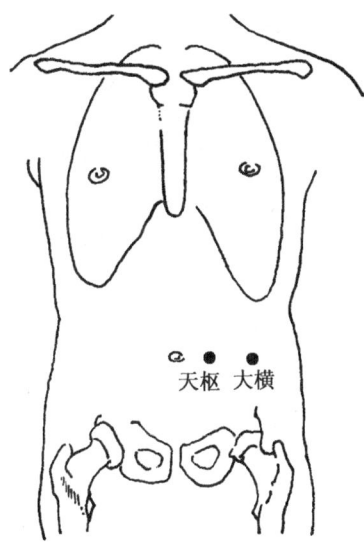

图 2-18-4

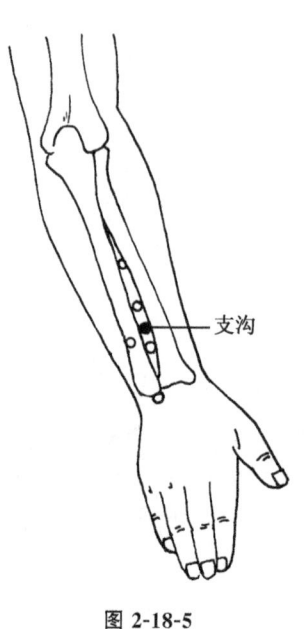

图 2-18-5

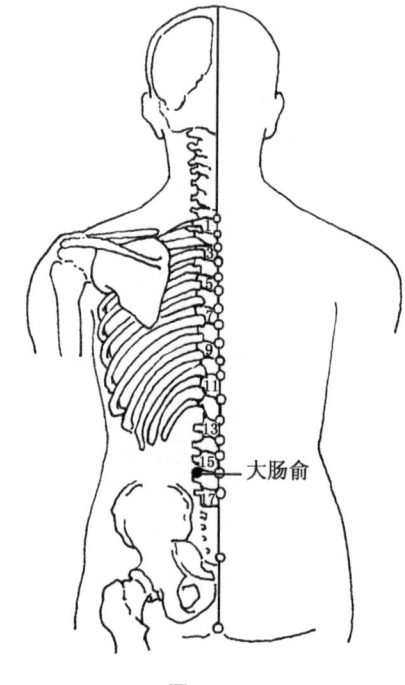

图 2-18-6

2. 定位

足三里：在小腿前外侧，当犊鼻下3寸，距胫骨前缘1横指。

大肠俞：在腰部第4腰椎棘突下，旁开1.5寸。

支沟：在前臂背侧，腕背横纹上3寸，尺骨与桡骨之间。

曲池：垂直屈肘时，当肘横纹外侧端与肱骨外上髁连线中点。

章门：在侧腹部，当第11肋游离端的下方。

期门：在胸部，当乳头直下，第6肋间隙，前正中线旁开4寸。

下巨虚：在小腿前外侧，当犊鼻下9寸，距胫骨前缘1横指（中指）。

天枢：在腹中部，距脐中2寸。

大横：在腹中部，距脐中4寸。

3. 操作方法

患者仰卧位，以轻快的一指禅推法施于天枢、大横穴，每穴约1分钟；用掌摩法以逆时针方向摩腹8分钟。按揉足三里、大肠俞、支沟、曲池，以酸胀为度。推足阳明胃经，从足三里向下推至下巨虚，3~5分钟。按揉胸胁部的章门、期门穴，以酸胀为度，不宜刺激太重。

二、虚证便秘

（一）症状

大便干结，欲便不出，腹中胀满，伴有便后乏力，汗出气短；或伴有心悸气短，失眠健忘；或伴有面色苍白，四肢不温，喜热怕冷，小便清长，或腹中冷痛，拘急，怕按揉，或腰膝酸冷，舌淡，苔白，脉细。

（二）治法

1. 选穴

足三里、脾俞、胃俞、八髎、肾俞、命门、大肠俞（见图 2-18-3、图 2-18-7）。

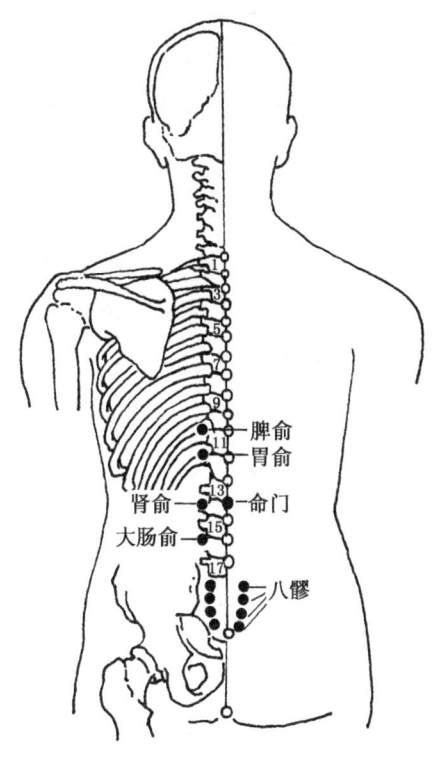

图 2-18-7

2. 定位

足三里：在小腿前外侧，当犊鼻下 3 寸，距胫骨前缘 1 横指。

脾俞:在背部第 11 胸椎棘突下,旁开 1.5 寸。
胃俞:在背部第 12 胸椎棘突下,旁开 1.5 寸。
大肠俞:在腰部第 4 腰椎棘突下,旁开 1.5 寸。
上髎:在骶部,当髂后上棘与后正中线之间,适对第 1 骶后孔处。
次髎:在骶部,当髂后上棘内下方,适对第 2 骶后孔处。
中髎:在骶部,当次髎下内方,适对第 3 骶后孔处。
下髎:在骶部,当中髎下内方,适对第 4 骶后孔处。
肾俞:在腰部第 2 腰椎棘突下,旁开 1.5 寸。
命门:腰部,当后正中线上,第 2 腰椎棘突下凹陷中。

3. 操作方法

患者俯卧位,用轻快的一指禅推法或滚法沿脊柱两侧从脾俞到八髎穴往返施术,时间约 5 分钟;用轻快的按揉法在肾俞、大肠俞、八髎穴施术,每穴约 1 分钟。横擦胸上部、左侧背部及骶部八髎穴,均以透热为度。按揉足三里、脾俞各 1 分钟,可配合捏脊 3 遍。横擦背部及腰部肾俞、命门及骶部八髎穴,以透热为度。

三、注意事项

便秘是由多种原因引起的,治疗必须审证求因。治疗的同时,要嘱咐患者保持精神舒畅,进行适当的活动和配以食疗,如黑芝麻、胡桃肉、松籽仁各等份研细加蜜冲服,对阴血亏虚的便秘效果显著。

四、病例

患者,张某,女,38 岁。习惯性便秘 8 年,经常服泻下药物而效果不佳,且服药后排便,停药后仍然不能自排大便,后则需开塞露注入才能排便。患者伴有精神疲惫、食欲不振、夜寐不安、性情急躁等症状。此后来门诊治疗,经推拿治疗 1 次后,2 小时排便 1 次,经过连续 12 次治疗,患者排便已正常,其他症状均消失,追访未复发。

第十九节 偏 瘫

脑中风后遗症(偏瘫)是指急性脑血管疾病治疗后脱离生命危险,但留下肢体功能障碍的病证。表现为意识清醒,但上下肢不能协调运动,口齿不清,吞咽不利,关节强直,半身不遂,口眼㖞斜,口角流涎,手足麻木等。

一、推拿治疗

(一)症状

半身不遂,肢体强痉,口舌歪斜,言语不利,伴有眩晕头胀痛,面红目赤,心烦易怒,口苦咽干,便秘尿黄;或伴有腹胀便秘,头晕目眩,口黏痰多,午后面红、烦热等,舌红,苔黄厚或腻,脉弦滑有力。

(二)治法

1. 选穴

肩髃、曲池、手三里、八髎、环跳、承扶、殷门、委中、承山、髀关、伏兔、风市、梁丘、血海、膝眼、足三里、三阴交(见图 2-19-1、图 2-19-2、图 2-18-7 等)。

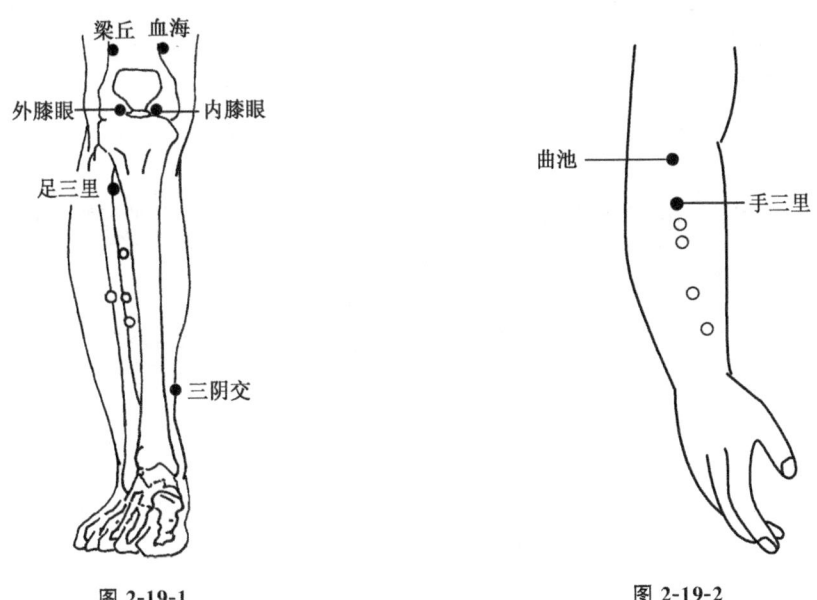

图 2-19-1　　　　　　　　　　　图 2-19-2

2. 定位

肩髃:在肩部,三角肌上,臂外展或向前平伸时,当肩峰前下方凹陷处。

曲池:屈肘成直角,当肘横纹外侧端与肱骨外上髁连线中点。

手三里:在前臂背面桡侧,当阳溪与曲池穴连线上,肘横纹下 2 寸。

上髎:在骶部,当髂后上棘与后正中线之间,适对第 1 骶后孔处。

次髎：在骶部，当髂后上棘内下方，适对第2骶后孔处。

中髎：在骶部，当次髎下内方，适对第3骶后孔处。

下髎：在骶部，当中髎下内方，适对第4骶后孔处。

环跳：在股外侧部，侧卧屈股，当股骨大转子最凸点与骶管裂孔连线的外1/3与中1/3交点上。

承扶：在大腿后面，臀下横纹的中点。

殷门：在大腿后面，承扶与委中的连线上，承扶下6寸。

委中：在腘横纹中点，当股二头肌腱与半腱肌的中点。

承山：在小腿后面正中，委中与昆仑之间，当伸直小腿或足跟上提时腓肠肌肌腹下出现尖角凹陷处。

髀关：在大腿前面，当髂前上棘与髌底外侧端的连线上，屈股时平会阴，居缝匠肌外侧凹陷处。

伏兔：在大腿前面，当髂前上棘与髌底外侧端的连线上，髌底上6寸。

风市：在大腿外侧部的中线上，当腘横纹上7寸，或直立垂手时中指尖处。

梁丘：屈膝，在大腿前面，当髂前上棘与髌底外侧端的连线上，髌底上2寸。

血海：屈膝，在大腿内侧，髌底内侧端上2寸，当股四头肌内侧头的隆起处。

膝眼：屈膝，在膝部髌骨与髌韧带外侧凹陷中。

足三里：在小腿前外侧，当犊鼻下3寸，距胫骨前缘1横指。

三阴交：在小腿内侧，当足内踝尖上3寸，胫骨内侧缘后方。

3. 操作方法

患者侧卧位，医者立于患侧。先拿揉肩关节前后侧，继之㨰肩关节周围，再移至上肢，依次㨰上肢的后侧、外侧与前侧（从肩到腕上），往返㨰之2~3遍；然后按揉肩髃、曲池、手三里等上肢诸穴位，每穴约1分钟；轻摇肩关节、肘关节及腕关节，拿捏全上肢5遍；最后搓、抖上肢，捻5指。患者俯卧位，医者立于患侧，先推督脉与膀胱经至骶尾部，继之施㨰法于膀胱经夹脊穴及八髎、环跳、承扶、殷门、委中、承山等穴；轻快拍打腰骶部及背部；擦背部、腰骶部及下肢后侧，拿风池、按肩井。患者仰卧，医者立于患侧，先㨰患肢外侧、前侧、内侧，往返㨰之，2~3遍；然后按揉髀关、风市、伏兔、血海、梁丘、膝眼、足三里、三阴交，每穴约1分钟；轻摇髋、膝、踝等关节；拿捏大腿、小腿肌肉5遍；最后搓下肢，捻5指。

二、注意事项

(1)由于本病病程的长短与康复有直接关系,所以尽早对本病进行治疗是十分重要的。患者应该保持情绪安定,生活要有规律,禁忌烟、酒、辛辣等刺激性食物和脂肪过多的食品,保持身体清洁,加强压疮的护理与防治。

(2)恢复期间,要进行全身性锻炼与轻便的活动,加强患侧肢体的功能锻炼,但活动量不可过大,更不可以过度疲劳。

三、病例

李某,女,47岁,工人。患者于2006年骑车时不慎撞伤头部,当即昏迷,经人送往医院急救。头颅CT提示:右侧硬膜外血肿,右侧颅骨线型骨折,经开颅减压消除血肿,并予抗炎止血、利尿醒脑等治疗,患者昏迷于28天后苏醒。复查CT示:右侧内囊外伤性梗塞,脑萎缩,右颅骨术后缺损伴脑膜膨出。治疗2个月后,仍有左侧肢体偏瘫,左巴氏征(+),无偏身感觉障碍,语言不利,口眼略向左歪,伸舌左偏,且伸舌无力,并有短缩,左臀部压疮较重,喜叹息、哭泣,食少,小便失禁,便结,3~6天1次,便时无力。舌淡,苔薄黄,脉细弱。治以益气活血通络,祛风化痰为法,以上法推拿治疗4个月后,患者左侧肢体偏瘫基本痊愈,压疮愈台,语言便利,夜寐安,纳可,二便调,舌淡,苔薄黄,脉细,生活基本能自理。1年后随访无复发。

第二十节 面　　瘫

面瘫分为周围性面瘫和中枢性面瘫。本病起病急骤,颜面向健侧歪斜,患侧肌肉松弛,额纹消失,眼睛闭合不全,鼻唇沟变浅或消失,口角下垂,不能作皱眉、露齿、鼓腮等动作。部分病人初起有耳后疼痛,还可出现患侧舌前味觉减退或消失。

一、推拿治疗

(一)症状

起病急,多在晨起起床后发现口角歪斜、流口水,不能自止,进食后易造成食物残留,不能鼓腮、吹口哨等,可伴有恶寒发热,颈项不舒,多在吹风、吹空调后犯病,舌淡红,苔薄白,脉浮紧。

(二)治法

1. 选穴

印堂、阳白、太阳、四白、睛明、迎香、地仓、颧髎、下关、颊车、听宫、承浆、翳风、风池、合谷(见图 2-20-1 至图 2-20-4)。

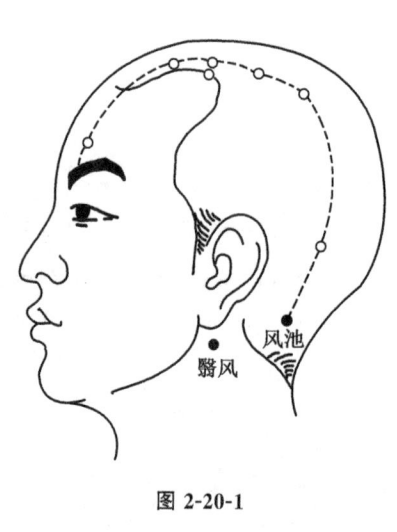

图 2-20-1

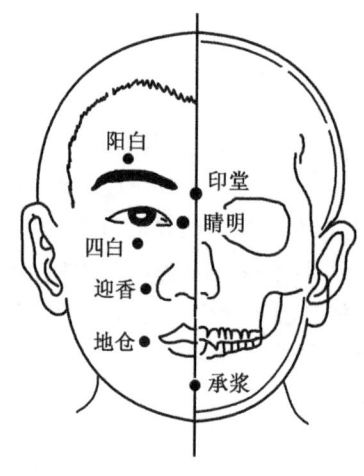

图 2-20-2

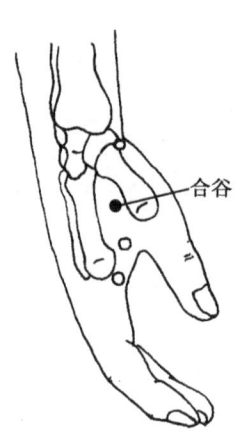

图 2-20-3

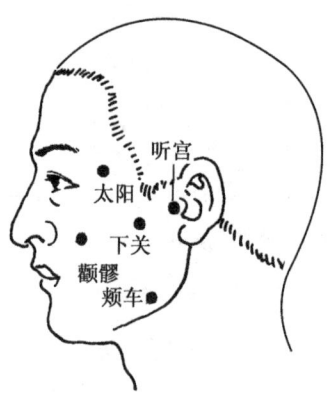

图 2-20-4

2. 定位

印堂:在头额部,当两眉头的中间。

阳白:在头前额部,当瞳孔直上,眉上1寸。

太阳:在颞部,当眉梢与目外眦之间,向后约1横指的凹陷处。

四白:在面部瞳孔直下,当眶下孔凹陷处。

睛明:在面部,目内眦角稍上方凹陷处。

迎香:在鼻翼外缘中点旁,当鼻唇沟中。

地仓:在面部口角外侧,上直对瞳孔。

颧髎:在面部,当目外侧直下,颧骨下缘凹陷处。

下关:在面部耳前方,当颧弓与下颌切迹所形成的凹陷中。

颊车:在面颊部,下颌角前上方约1横指,当咀嚼时咬肌隆起,按之凹陷处。

听宫:在面部,耳屏前,下颌骨髁状突的后方,张口时呈凹陷处。

承浆:在面部,当颏唇沟的正中凹陷处。

翳风:在耳垂后方,当乳突与下颌角之间的凹陷处。

风池:在项部,当枕骨之下,胸锁乳突肌与斜方肌上端之间的凹陷处。

合谷:在手背,第1、第2掌骨间,当第2掌骨桡侧的中点处。

3. 操作方法

患者取仰卧位。医者用一指禅推法自印堂穴开始,经阳白、太阳、四白、睛明、迎香、地仓、颧髎、下关至颊车,往返5～6遍。用双手拇指抹法自印堂穴交替向上抹至神庭穴,从印堂向左右抹至两侧太阳穴,从印堂穴向左右抹上下眼眶,自睛明穴沿两侧颧骨抹向耳前听宫穴,从迎香穴沿两侧颧骨抹向耳前听宫穴,治疗约6分钟。指按揉承浆、翳风、每穴约1分钟。用大鱼际揉面部前额及颊部3分钟左右。在患侧颜面部向眼方向用擦法治疗,以透热为度。患者取坐位,用拿法拿风池、合谷各1分钟。

二、注意事项

(1)推拿治疗时,手法要轻柔,以防止擦破皮肤;注意面部保暖,避免寒冷刺激,以便加速康复。

(2)预防眼部感染,可配合滴眼药水或涂眼膏。

(3)当神经功能开始恢复后,嘱患者对镜练习瘫痪面肌的随意运动。

三、病例

罗某,女,18岁,学生。主诉左侧面部不适、口眼歪斜1周,伴左侧面部疼痛及左侧头痛。查体:左侧额纹消失,不能皱眉、闭目,鼓腮漏气,面部潮红、水肿,耳后乳突处压痛强阳性,血象不高。于外院针刺后面部疼痛加重,考虑为刺激量过大引起之反应,予以颈项部及患侧头部按摩,2次后疼痛消失,施以面部轻微针刺同时配合推拿,1周后痊愈。

第二十一节 面 痛

面痛主要是指三叉神经分支范围内反复出现阵发性、短暂、闪电样、刀割样、火灼样疼痛,无感觉缺失等神经功能障碍,检查无异常的一种病证。

一、推拿治疗

(一)症状

疼痛呈阵发性抽动样痛,痛势剧烈,遇冷加重,得热则舒,舌淡红,苔薄白,脉浮紧。

(二)治法

1. 选穴

太阳、头维、上关、下关、翳风、颊车、听宫、听会、耳门、颧髎、睛明、四白、外关、合谷(见图2-21-1至图2-21-3)。

2. 定位

太阳:在颞部,当眉梢与目外眦之间,向后约1横指的凹陷处。

头维:在头侧部,当额角发际上0.5寸,头正中线旁开4.5寸。

上关:在耳前,下关直上,当颧弓的上缘凹陷处。

下关:在面部耳前方,当颧弓与下颌切迹所形成的凹陷中。

翳风:在耳垂后方,当乳突与下颌角之间的凹陷处。

颊车:在面颊部,下颌角前上方约1横指,当咀嚼时咬肌隆起,按之凹陷处。

听宫:在面部,耳屏前,下颌骨髁状突的后方,张口时呈凹陷处。

第二章 内科疾病

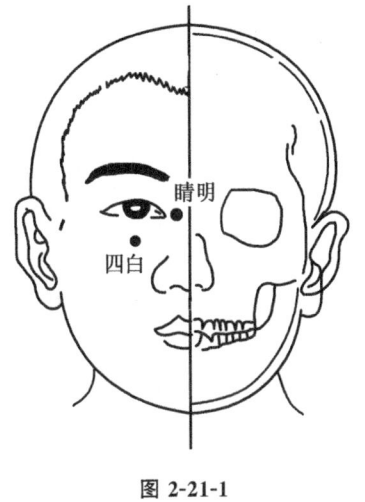

图 2-21-1

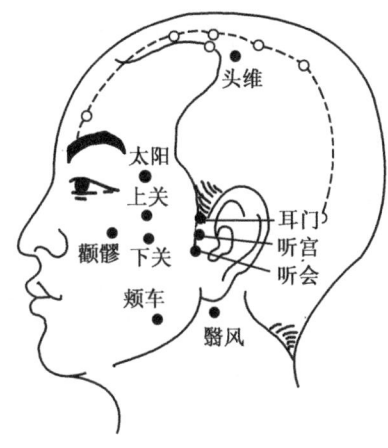

图 2-21-2

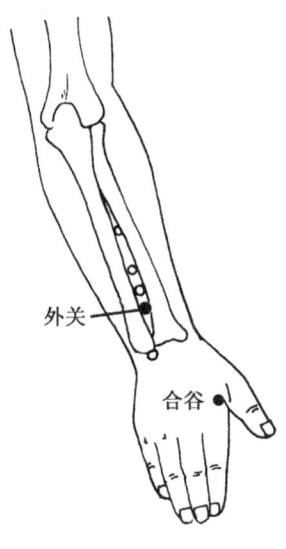

图 2-21-3

听会：当耳屏间切际的前方，下颌骨髁状突后缘，张口有凹陷处。

耳门：在面部，耳门上切迹的前方，下颌骨髁状突后缘，张口有凹陷处。

颧髎：在面部，当目外侧直下，颧骨下缘凹陷处。

睛明：在面部，目内眦角稍上方凹陷处。

四白:在面部瞳孔直下,当眶下孔凹陷处。
外关:在前臂背侧,腕背横纹上2寸,尺骨与桡骨之间。
合谷:在手背,第1、第2掌骨间,当第2掌骨桡侧的中点处。

3. 操作方法

患者仰卧位或坐位。医者以一指禅推法从太阳至头维、从太阳到上关和下关,往返6～8遍。以一指禅推法沿眼眶做"8"字型操作,往返5～6遍。指按揉翳风、颊车、下关、听宫、听会、耳门、太阳、颧髎、睛明、四白,每穴1分钟。用扫散法在颞部胆经循行路线,自前上方向后下方操作,两侧交替进行,各做30次左右。用大鱼际揉法在颜面部应用约3分钟。用点法、指揉法在触发点上施用1分钟左右,刺激要强。拿外关、拿合谷,每穴约1分钟,用力以酸胀为度。

二、注意事项

(1)嘱患者慎起居,避风寒,以防御外邪侵袭。适当参加锻炼,以增强体质,避免吃辛辣等刺激性食物。

(2)调节情志,避免不良情绪的刺激。

三、病例

患者,女,48岁。右侧面部疼痛突然发作,以眼部、上颌部为甚,呈针刺样疼痛,持续数秒至2分钟,发作次数不定,间歇期无症状。舌质红,苔白腻,脉弦紧。以上法治疗8次,疼痛明显减轻。再治疗2次,休息6天,又继续1个疗程,疼痛消失,无面部不适感。嘱其适当活动,调节自己情绪。随访半年未复发。

第二十二节 胁肋痛

胁肋痛是指以一侧或两侧胁肋部疼痛为主要表现的病证。胁,指胁肋部,位于胸壁两侧,自腋部以下至第12肋骨之间。急慢性肝炎、胆囊炎、肋间神经痛等凡以胁痛为主要表现的,均可以参考本病证辨证论治。根据病因及发作时特点的不同,一般分为肝气郁结、瘀血阻络两型。

一、肝气郁结

（一）症状

胁肋部胀痛,疼痛位置不固定,疼痛每因情志喜怒而增减,伴有胸闷,饮食减少,嗳气频繁发作,喜欢叹气,舌淡红,苔薄白,脉弦。

（二）治法

1. 选穴

膈俞、肝俞、胆俞、章门、期门、气海俞、关元俞(见图 2-22-1 至图 2-22-2)。

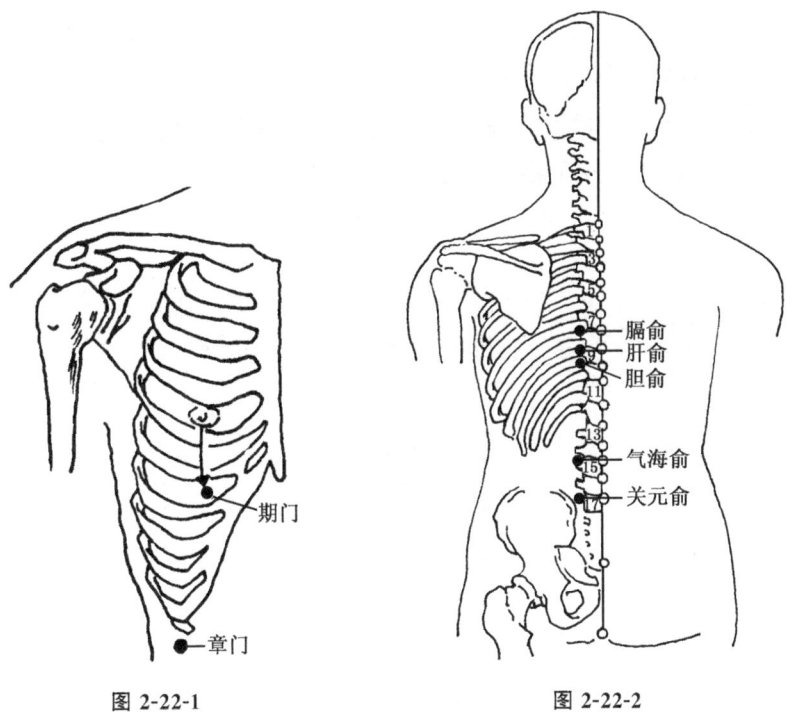

图 2-22-1　　　　　　　　　图 2-22-2

2. 定位

膈俞:在背部第 7 胸椎棘突下,旁开 1.5 寸。

肝俞:在背部第 9 胸椎棘突下,旁开 1.5 寸。

胆俞:在背部第 10 胸椎棘突下,旁开 1.5 寸。

章门:在侧腹部,当第 11 肋游离端的下方。

期门：在胸部，当乳头直下，第 6 肋间隙，前正中线旁开 4 寸。
气海俞：在腰部第 3 腰椎棘突下，旁开 1.5 寸。
关元俞：在腰部第 5 腰椎棘突下，旁开 1.5 寸。

3. 操作方法

患者取坐位或仰卧位，医者用点法或按法在患者背部膈俞、肝俞、胆俞及压痛点处施术，每穴约 3 分钟。用一指禅推法在背部膀胱经施术，约 3 分钟。用擦法在背部膀胱经施术，以透热为度。用指按揉患者章门、期门穴，每穴约 1 分钟。用擦法施于患者两侧胁肋部，以透热为度。搓两胁，约 1 分钟。指摩气海俞、关元俞，每穴约 2 分钟。

二、瘀血阻络

（一）症状

胁肋刺痛，痛有固定而怕按，夜间疼痛加重，伴面色晦黯，或胁肋下可触摸到结块，舌紫黯，可见瘀点，苔白，脉沉弦。

（二）治法

1. 选穴

章门、期门、太冲、行间、膈俞、肝俞、胆俞（见图 2-22-1 至图 2-22-3）。

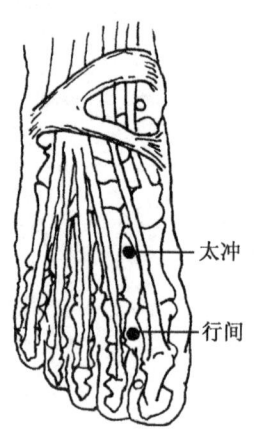

图 2-22-3

2. 定位

章门：在侧腹部，当第 11 肋游离端的下方。

期门:在胸部,当乳头直下,第 6 肋间隙,前正中线旁开 4 寸。
太冲:在足背侧,当第 1 趾骨间隙的后方凹陷处。
行间:在足背侧,当第 1、第 2 趾间,趾蹼缘的后方赤白肉际处。
膈俞:在背部第 7 胸椎棘突下,旁开 1.5 寸。
肝俞:在背部第 9 胸椎棘突下,旁开 1.5 寸。
胆俞:在背部第 10 胸椎棘突下,旁开 1.5 寸。

3. 操作方法

医者用指按揉患者章门、期门穴,每穴约 1 分钟。用点法或按法在太冲、行间处治疗,每穴约 1 分钟。掌摩胁肋部,约 3 分钟。指摩右上腹及剑突下,约 2 分钟。用点按法在患者背部膈俞、肝俞、胆俞及压痛点的位置施术,每穴约 3 分钟,刺激要强。用一指禅推法在背部膀胱经处施术,约 3 分钟,以患者感觉有酸胀舒适感为度。

三、注意事项

饮食要有节制,避免暴饮暴食,控制高脂肪、高胆固醇的食物;养成良好的大便习惯,保持胃肠道的正常生理功能;注意卫生,预防和治疗蛔虫病。

四、病例

李某,女性,36 岁。患者 10 日前因与其夫发生口角引起胁肋胀痛,走窜不定,胸闷不舒,嗳气频作,症状每因情志变动而有增减。诊见舌质红,苔白,脉弦。诊为胁肋痛,属肝气郁结型,治宜疏肝理气,通络止痛。患者仰卧,按照上法治疗,每日 1 次。经 3 次治疗症状完全消失,随访 3 个月未复发。

第二十三节　坐骨神经痛

坐骨神经痛以疼痛放射至一侧或双侧臀部、大腿后侧为特征,是由于坐骨神经根受压所致。疼痛可以是锐痛,也可以是钝痛,有刺痛,也有灼痛,可以是间断的,也可以是持续的。通常只发生在身体一侧,可因咳嗽、喷嚏、弯腰、举重物而加重。

一、推拿治疗

(一)症状

一侧或双侧臀部、大腿后侧疼痛,多伴有腰椎叩击痛,疼痛可因咳嗽、喷嚏、弯腰等而加重,或伴有小腿外侧、足背皮肤感觉明显减弱。多有腰椎间盘突出症等病史。

(二)治法

1. 选穴

肾俞、十七椎、腰阳关、环跳、委中、阳陵泉、承山(见图 2-23-1 等)。

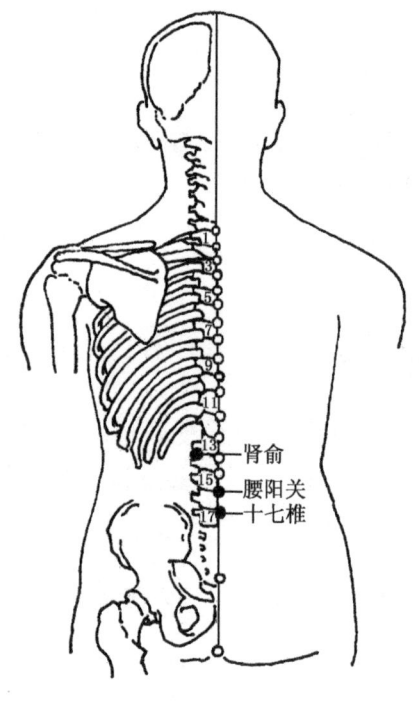

图 2-23-1

2. 定位

肾俞:在腰部,当第 2 腰椎棘突下,旁开 1.5 寸。

十七椎:在腰部,当后正中线上,第 5 腰椎棘突下凹陷中。

第二章　内科疾病

腰阳关：在腰部，当后正中线上，第 4 腰椎棘突下凹陷中。

环跳：在股外侧部，侧卧屈股，当股骨大转子最凸点与骶管裂孔连线的中外 1/3 交点上。

委中：在腘横纹中点，当股二头肌腱与半腱肌的中间。

阳陵泉：在小腿外侧，当腓骨小头前下方凹陷处。

承山：在小腿后面正中，委中与昆仑之间，当伸直小腿或足上提时腓肠肌肌腹下出现的尖角凹陷处。

3. 操作方法

点穴：患者俯卧位，用拇指或肘部点按肾俞、十七椎、腰阳关、环跳、委中、阳陵泉、承山等穴，每穴半分钟。松筋：在患侧和健侧腰背部及下肢后侧使用㨰法，约 10 分钟；再由上向下在腰背部使用掌按法 3 遍，在腰部掌按时，要加大力量，如果患者形体肥胖，可弹拨腰背部肌肉。在臀部可用拳击法击 50 拳，并用拇指弹拨小腿外侧。活动腰腿：患者俯卧，医者一手抱住患者双大腿，一手按住腰部，两手向相反方向同时用力，反复 3 次。令患者仰卧，患侧下肢屈曲，医者一手扶膝，一手拿踝，进行摇晃，然后扶膝之手用力按压膝部，使其靠近胸部，这样反复 3 次，再伸直患肢，努力向上抬起。结束手法：患者仰卧，医者双手握住患肢踝部，使用抖法。

二、注意事项

（1）急性期应睡硬板床，注意保暖与休息，改善居室条件，保持环境通风与干燥。

（2）尽量避免涉水、淋雨，勿汗出吹风，里衣汗湿后应及时更换。

（3）继发性坐骨神经痛应针对病因治疗。

（4）适当进行体育锻炼，以增强体质。

三、病例

丁某，男，35 岁。主诉右侧腰腿疼痛 1 周余，不能下床。1 周前过度搬运粮食不甚将腰部扭伤，当天下午腰部疼痛，3 天后右腿后至小腿外侧放射性疼痛，卧床休息疼痛加重。CT 检查诊断为：腰椎骨质增生压迫神经根导致下肢坐骨神经痛、麻，采用推拿复位、走罐为主的保守疗法、治疗。连续治疗 1 周，卧床休息 1 周后能下床活动，3 周后生活能自理，4～5 天后可参加正常劳动，随访良好。

第二十四节 头 痛

头痛是一种常见的自觉症状,引起原因较复杂。头痛主要是以头部疼痛为主要症状的一种病证,头部或五官疾病可致头痛,头部以外或全身性疾病也可致头痛。所以必须辨清头痛的发病原因,方可对症治疗。根据病因及发作时特点的不同一般分为风寒头痛、风热头痛、肝阳上亢头痛等。

一、风寒头痛

(一)症状

全头痛,痛势较剧烈,痛连项背,常喜裹头,恶风寒,口淡不渴,舌淡红,苔薄白,脉浮紧。

(二)治法

1. 选穴

印堂、头维、太阳、鱼腰、攒竹、阳白、百会、四神聪、肺俞、风门(见图2-24-1至图2-24-3)。

2. 定位

印堂:在头额部,当两眉头的中间。

头维:在头侧部,当额角发际上0.5寸,头正中线旁开4.5寸。

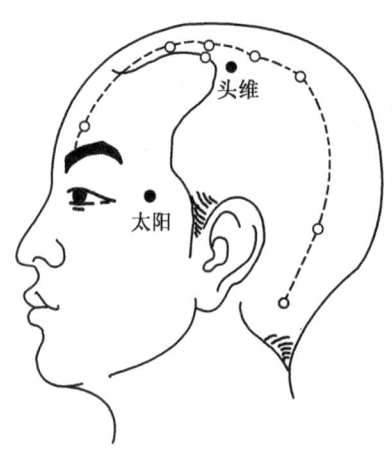

图2-24-1

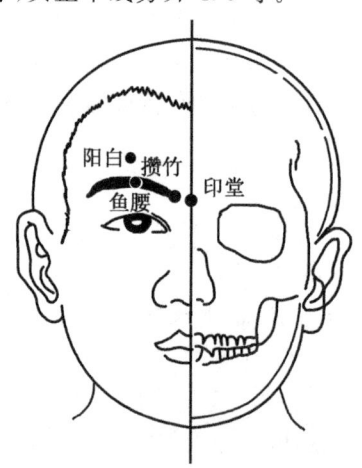

图2-24-2

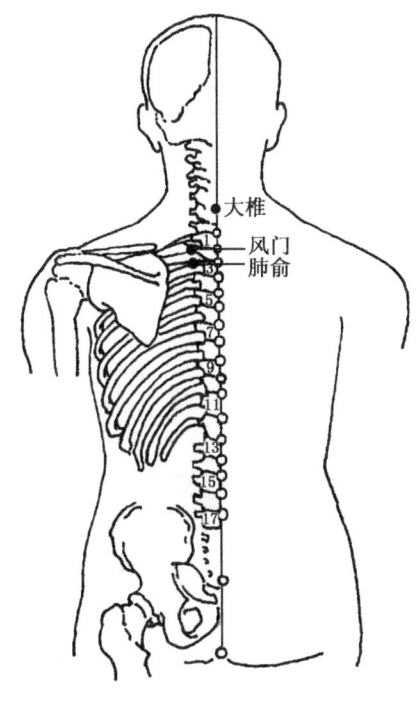

图 2-24-3

太阳：在颞部，当眉梢与目外眦之间，向后约 1 横指的凹陷处。
鱼腰：在额部，瞳孔直上，眉毛中。
攒竹：在面部，当眉头陷中，眶上切迹处。
阳白：在前额部，当瞳孔直上，眉上 1 寸。
百会：在头部，前发际正中直上 5 寸，或两耳尖连线的中点处。
四神聪：在头顶部，当百会前后左右各 1 寸，共 4 穴。
肺俞：在背部第 3 胸椎棘突下，旁开 1.5 寸。
风门：在背部第 2 胸椎棘突下，旁开 1.5 寸。

3. 操作方法

患者取坐位或仰卧位，医者先用一指禅推法从印堂开始向上沿发际至头维、太阳穴，往返 5～6 遍。再用拇指分推法从印堂穴开始经鱼腰、太阳至耳前，反复分推 3～5 遍。然后指揉印堂、攒竹、鱼腰、阳白、太阳、百会、四神聪，每穴约 1 分钟。用指尖击法从前额部向后颈部反复叩击 1～2 分钟。用五指拿法从前额发际处拿至风池处，反复操作 3 分钟左右。

用梳法从前额发际至后颈发际处,反复操作1分钟。用**擦**法在项背部施术,约3分钟。指按揉肺俞、风门,每穴约2分钟。直擦背部膀胱经,以透热为度。

二、风热头痛

(一)症状

头痛而胀,甚则疼痛如裂,伴有发热恶风,面红赤,口渴喜饮,大便秘结,小便黄赤,舌红,苔黄,脉浮数。

(二)治法

1. 选穴

印堂、头维、太阳、鱼腰、攒竹、阳白、百会、四神聪、肺俞、风门、大椎、曲池、风池、肩井(见图2-24-1至图2-24-3、图2-1-6、图2-2-2、图2-2-3)。

2. 定位

印堂:见前。

头维:见前。

太阳:见前。

鱼腰:见前。

攒竹:见前。

阳白:见前。

百会:见前。

四神聪:见前。

肺俞:见前。

风门:见前。

大椎:在背部正中线上,第7颈椎棘突下凹陷中。

曲池:屈肘成直角,当肘横纹外侧端与肱骨外上髁连线中点。

风池:在项部,枕骨之下,胸锁乳突肌与斜方肌上端之间的凹陷处。

肩井:在肩上,前直乳中,当大椎与肩峰端连线的中点。

3. 操作方法

患者取坐位或仰卧位,医者先用一指禅推法从印堂开始向上沿发际至头维、太阳穴,往返5~6遍。再用拇指分推法从印堂穴开始经鱼腰、太阳至耳前,反复分推3~5遍。然后指揉印堂、攒竹、鱼腰、阳白、太阳、百会、四神聪,每穴约1分钟。用指尖击法从前额部向后颈部反复叩击1~2分钟。用五指拿法从前额发际处拿至风池处,反复操作3分钟左右。用梳法从前额发际至后颈发际处,反复操作1分钟。指按揉大椎、肺俞、风门,每穴各1分钟。拿曲池、合谷,每穴约1分钟。用拍法拍击背部两侧膀胱经,以皮肤微红为度。

三、肝阳上亢头痛

(一)症状

头胀痛,头痛多为两侧,伴有头晕目眩,心烦易怒,面红目赤,口苦胁痛,失眠多梦,舌红,苔薄黄,脉沉弦有力。

(二)治法

1. 选穴

印堂、上星、神庭、阳白、风池、肩井、肝俞、阳陵泉、太冲、行间(见图2-24-4至图2-24-7)。

2. 定位

印堂:见前。

上星:在头部,前发际正中直上1寸。

神庭:在头部,前发际正中直上0.5寸。

阳白:见前。

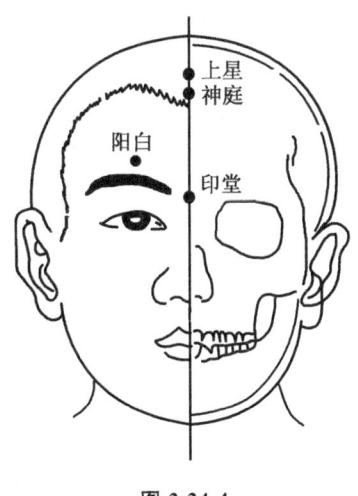

图 2-24-4

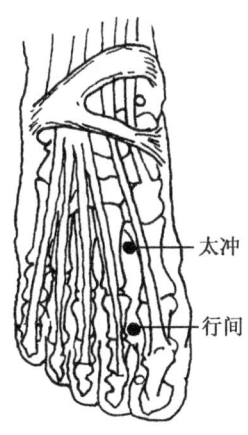

图 2-24-5

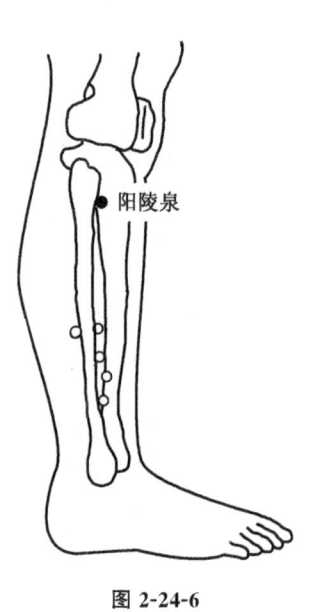

图 2-24-6

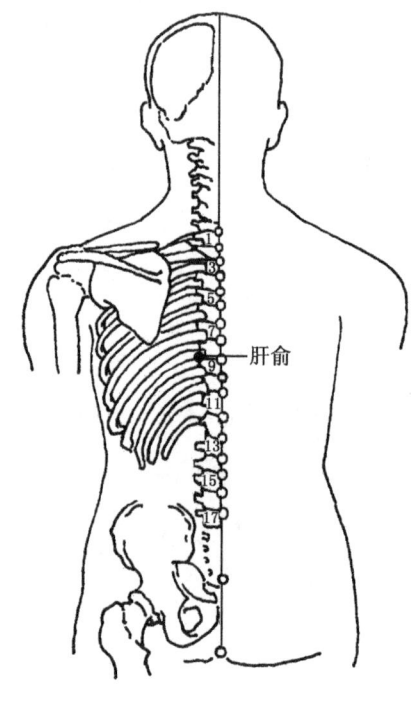

图 2-24-7

风池:见前。

肩井:见前。

肝俞:在背部第 9 胸椎棘突下,旁开 1.5 寸。

阳陵泉:在小腿外侧,当腓骨头前下方凹陷处。

太冲:在足背侧,当第 1 趾骨间隙的后方凹陷处。

行间:在足背侧,当第 1、第 2 趾间,趾蹼缘的后方赤白肉际处。

3. 操作方法

患者取坐位或仰卧位,医者先用一指禅推法从印堂开始向上沿发际至上星、神庭穴,往返 5～6 遍。按揉阳白穴,2～3 分钟。用拿法轻拿风池、肩井穴各 1 分钟。用指按揉肝俞、阳陵泉、太冲、行间,每穴约 1 分钟。用扫散法在头两侧胆经循行部位交替操作,各操作 20 次。

四、注意事项

(1)适当参加体育锻炼,增强体质,并注意平时保暖,以抵御外邪

第二章 内科疾病

侵袭。

（2）保持心情舒畅，避免不良情绪刺激；饮食宜清淡，勿进食肥甘之品，戒烟、酒；对头痛剧烈，或进行性加剧，同时伴有恶心、呕吐者，应考虑其他病变，须进一步检查。

五、病例

石某，女，32 岁。6 年前在游泳训练中逐渐出现时轻时重的前额及头顶部胀痛、钝痛，症状可持续数分钟或数小时，以后每逢赛前 1 个月头痛症状就出现，且在运动量过大时症状也明显加重。还伴有头晕眼花、失眠多梦、烦躁不宁、恶心纳差等，遂求治于笔者。通过神经电生理检查、神经放射成像检查排除了其他器质性疾病导致头痛的可能，根据其病史、症状和体征，诊断为神经性头痛。应用推拿手法施治 1 次后，头痛症状明显缓解，治疗 5 次后其他伴随症状也明显减轻，特别在第 5 次治疗后，当天参加比赛，取得了理想的成绩。笔者建议其平时保持良好的饮食和生活起居习惯。随访 1 年未复发。

第二十五节 失　　眠

失眠是以经常不能获得正常睡眠为特征的一种病证。轻者入睡困难，有入睡后易醒，有醒后不能再入睡，亦有时睡时醒等，严重者则整夜不能入睡。一般分为心脾两虚、肝郁气滞、心肾不交 3 型。

一、心脾两虚

（一）症状

多梦易醒，心悸健忘，伴头晕目眩，肢倦神疲，饮食无味，面色少华，或脘闷纳呆，舌淡，苔薄白，脉细无力。

（二）治法

1. 选穴

印堂、神庭、太阳、睛明、攒竹、鱼腰、角孙、百会、心俞、脾俞、神门、足三里、三阴交（见图 2-25-1 至图 2-25-4、图 2-25-9）。

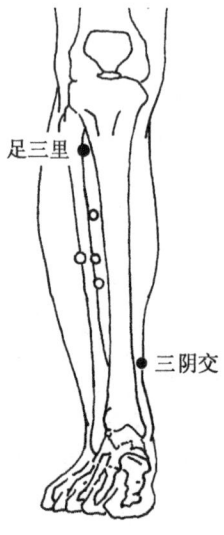

图 2-25-1

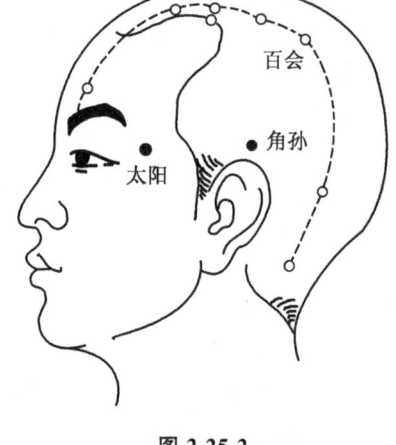

图 2-25-2

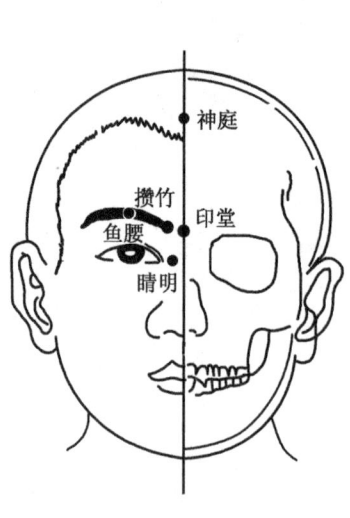

图 2-25-3

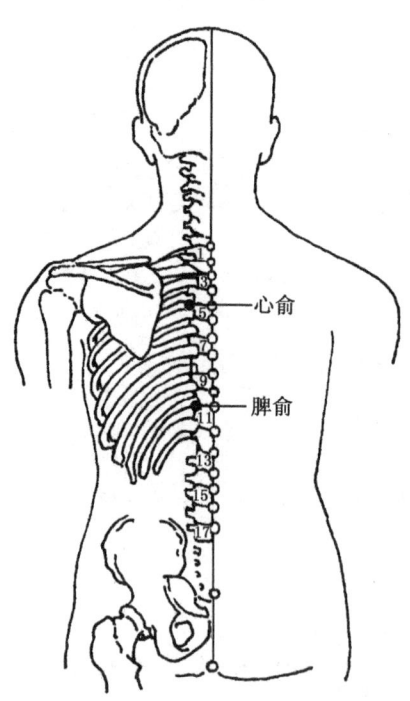

图 2-25-4

2. 定位

印堂:在头额部,当两眉头的中间。

神庭:在头部,前发际正中直上0.5寸。

太阳:在颞部,当眉梢与目外眦之间,向后约1横指的凹陷处。

睛明:在面部,目内眦角稍上方凹陷处。

攒竹:在面部,当眉头陷中,眶上切迹处。

鱼腰:在额部,瞳孔直上,眉毛中。

角孙:在头部,耳尖直上入发际处。

百会:在头部,前发际正中直上5寸,或两耳尖连线的中点处。

心俞:在背部第5胸椎棘突下,旁开1.5寸。

脾俞:在背部第11胸椎棘突下,旁开1.5寸。

神门:在腕部,腕掌侧横纹尺侧端,尺侧腕屈肌腱的桡侧凹陷处。

足三里:在小腿前外侧,当犊鼻下3寸,距胫骨前缘1横指。

三阴交:在小腿内侧,当足内踝尖上3寸,胫骨内侧缘后方。

3. 操作方法

患者坐位,医者用一指禅推法从印堂向上推至神庭穴,往返5~6遍;再从印堂向两侧沿眉弓推至太阳穴,往返5~6遍;然后从印堂开始沿眼眶周围治疗,往返3~4遍,沿上述部位用双手抹法治疗5~6遍。指按揉印堂、攒竹、睛明、鱼腰、太阳、神庭、角孙、百会,每穴1~2分钟。用㨰法在患者背部、腰部施术,重点在心俞、脾俞等部位,时间约5分钟。指按揉神门、足三里、三阴交,每穴1~2分钟。

二、肝郁气滞

(一)症状

失眠伴急躁易怒,严重者彻夜不能入睡,伴有胸闷胁痛,不思饮食,口苦而干,舌红,苔白或黄,脉弦或数。

(二)治法

1. 选穴

风池、肩井、肝俞、胆俞、章门、期门、太冲(见图2-25-5至图2-25-8)。

2. 定位

风池:在项部,枕骨之下,胸锁乳突肌与斜方肌上端之间的凹陷处。

推拿疗法速成图解

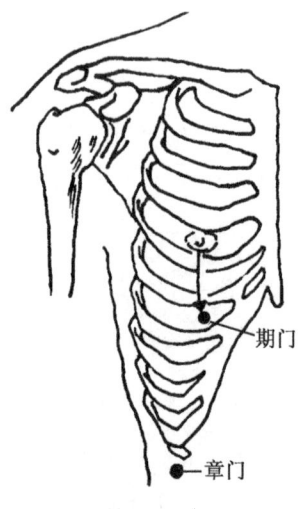

图 2-25-5

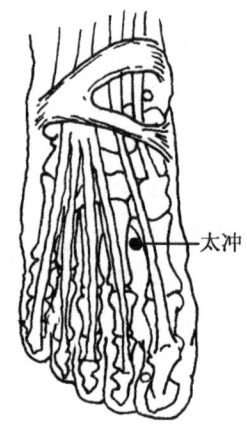

图 2-25-6

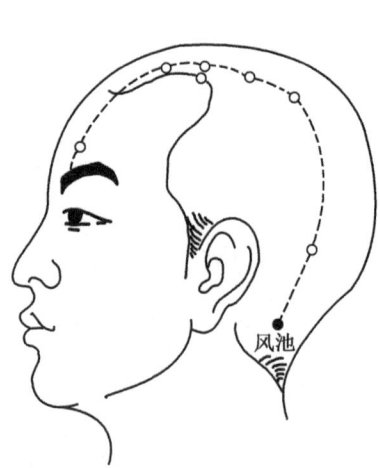

图 2-25-7

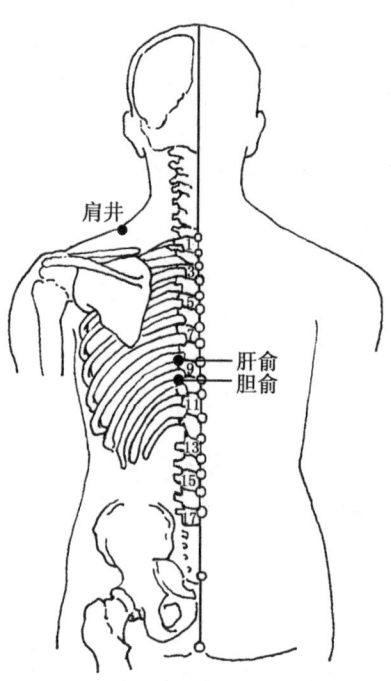

图 2-25-8

肩井：在肩上，前直乳中，当大椎与肩峰端连线的中点。
肝俞：在背部第 9 胸椎棘突下，旁开 1.5 寸。
胆俞：在背部第 10 胸椎棘突下，旁开 1.5 寸。
章门：在侧腹部，当第 11 肋游离端的下方。
期门：在胸部，当乳头直下，第 6 肋间隙，前正中线旁开 4 寸。
太冲：在足背侧，当第 1 趾骨间隙的后方凹陷处。

3. 操作方法

用扫散法在头两侧胆经循行部位治疗，每侧 20～30 次。拿五经、风池、肩井，时间约 2～3 分钟。指按揉肝俞、胆俞，每穴约 3 分钟，按揉章门、期门、太冲穴，每穴约 1～2 分钟。搓两胁，时间约 1 分钟。

三、心肾不交

（一）症状

失眠伴心悸不安，多梦，头晕耳鸣，健忘，腰膝酸软，或伴潮热盗汗，五心烦热，或见遗精，口干咽燥，颧红面赤，舌红，苔少或无苔，脉细数。

（二）治法

1. 选穴

心俞、肾俞、命门、神门、内关、劳宫、涌泉（见图 2-25-9 至图 2-25-10）。

2. 定位

心俞：在背部第 5 胸椎棘突下，旁开 1.5 寸。

肾俞：在腰部第 2 腰椎棘突下，旁开 1.5 寸。

命门：腰部，当后正中线上，第 2 腰椎棘突下凹陷中。

神门：在腕部，腕掌侧横纹尺侧端，尺侧腕屈肌腱的桡侧凹陷处。

内关：在前臂掌侧，当曲池与大陵的连线上，腕横纹上 2 寸，掌长肌腱与桡侧腕屈肌腱之间。

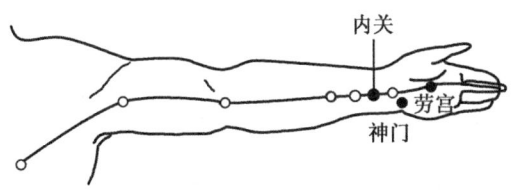

图 2-25-9

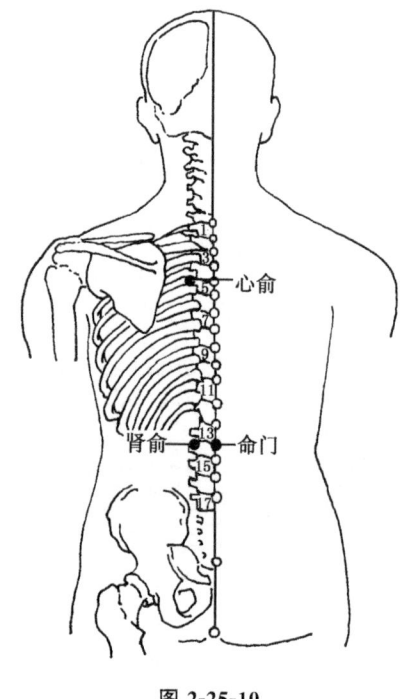

图 2-25-10

劳宫：在手掌心，当第 2、第 3 掌骨之间偏于第 3 掌骨，握拳屈指时食指尖处。

涌泉：在足底部，卷足时足前部凹陷处，约当足第 2、第 3 趾趾缝纹头端与足跟连线的前 1/3 与后 2/3 的交点上。

3. 操作方法

用㨰法在患者背腰部施术，重点在心俞、肾俞、命门穴等部位，时间约 5 分钟，以患者感觉温热为度。用掌推法从背部沿脊柱自上而下推至腰骶部，反复操作 3～4 遍。掌擦两侧涌泉穴，以透热为度。用指点揉神门、内关、劳宫穴，以酸胀为度，力度不可过大。

四、注意事项

（1）睡前不要吸烟、饮酒、喝茶及喝咖啡，避免看有刺激性的书和电视、电影，每日用温水洗脚。

（2）适当参加体力劳动和体育锻炼，增强体质；注意劳逸结合，特别是房事要有所节制；平时生活起居要有规律，早睡早起。

(3)消除烦恼,解除思想顾虑,避免情绪波动,心情要开朗、乐观。

五、病例

张某某,女,38岁。睡眠障碍1年。开始每晚需服用舒乐安定2片才能维持正常睡眠,近半年来舒乐安定加至3片才能维持正常睡眠,对安眠药产生了强烈的依赖性。因患者长期服用安眠药,担心药物副作用,于是要求接受推拿治疗。诊见面色少华,消瘦,神疲乏力。舌淡、苔薄,脉细弱。患者曾做过全面体检,未发现有器质性病变。诊断为失眠,证属心脾两虚。治拟健脾安神,具体操作按上述治疗方法进行。隔日推拿1次,治疗1个疗程后,睡眠质量改善,舒乐安定剂量已减为每晚1片。同时嘱患者改变不良的生活习惯,解除其思想顾虑,坚持适当的体育锻炼,劳逸结合。共治疗3个疗程后,已完全摆脱舒乐安定等安眠药,获得了正常的生理性睡眠。随访2年未复发。

第二十六节　糖尿病

糖尿病是一种机体内胰岛素分泌相对或绝对不足,引起糖、脂肪及蛋白质代谢功能紊乱的内分泌代谢疾病。早期可无症状,发展至症状期主要表现为多尿、多饮、多食(三多)及体重减轻(一少)等,尿糖、血糖增高。传统医学认为本病又称"消渴",可以分为上消(肺消)、中消(胃消)和下消(肾消),严重时可出现神经衰弱、继发性急性感染、肺结核、高血压、肾及视网膜等微血管病变,最后出现酮症酸中毒、昏迷,甚至死亡。一般分为上消、中消、下消3型。

一、上消(肺热津伤)

(一)症状

烦渴,喜爱饮水,饮水量多且频繁,饮后仍觉口干舌燥,排尿次数增多,能吃且身体渐瘦,兼有面色不华,大便秘结,四肢乏力,皮肤干燥,舌边尖红,苔薄黄,脉洪数。

(二)治法

1. 选穴

肺俞、胰俞、心俞、中府、云门、气户、库房、手三里、阳陵泉（见图 2-26-1至图 2-26-4）。

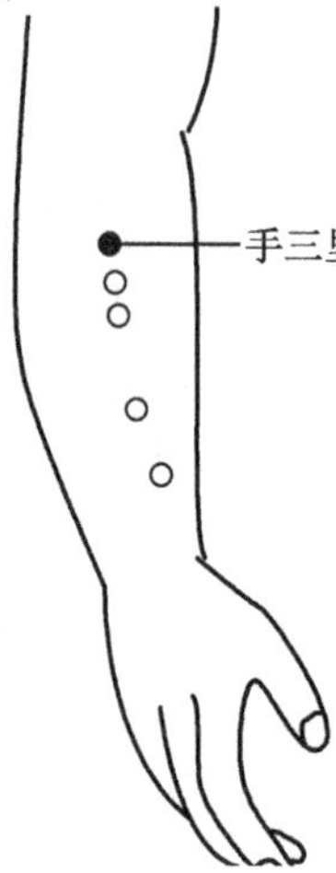

图 2-26-1

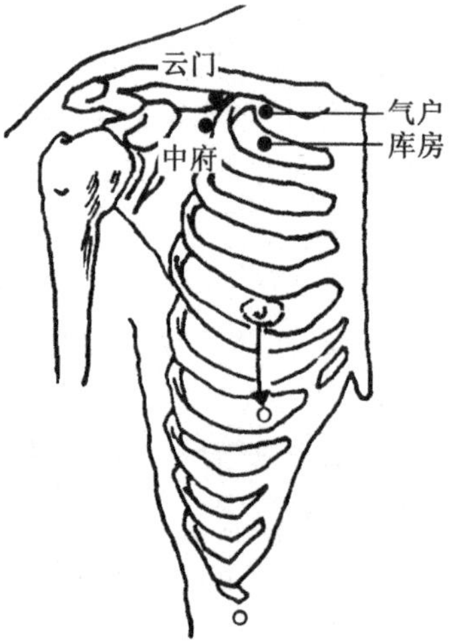

图 2-26-2

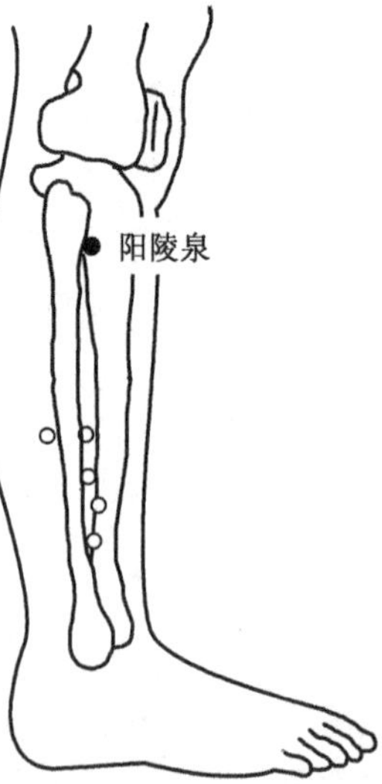

图 2-26-3

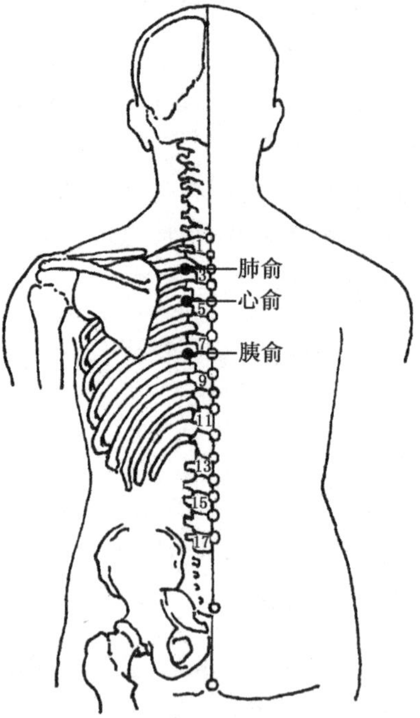

图 2-26-4

2. 定位

肺俞：在背部第 3 胸椎棘突下，旁开 1.5 寸。

胰俞（胃脘下俞）：在背部第 8 胸椎棘突下，旁开 1.5 寸。

心俞：在背部第 5 胸椎棘突下，旁开 1.5 寸。

中府：在胸前壁的外上方，云门下 1 寸，平第 1 肋间隙，距前正中线 6 寸。

云门：在胸前壁的外上方，肩胛骨喙突的上方，锁骨下窝凹陷处，距前正中线 6 寸。

气户：在胸部，锁骨中点下缘，距前正中线 4 寸。

库房：在胸部，当第 1 肋间隙，距前正中线 4 寸。

手三里：在前臂背面桡侧，当阳溪与曲池穴连线上，肘横纹下 2 寸。

阳陵泉：在小腿外侧，当腓骨头前下方凹陷处。

3. 操作方法

患者仰卧位，医者用㨰法在背部脊柱两侧施术，约 6 分钟，重点在肺俞、胰俞、心俞和局部阿是穴。用一指禅推法推背部脊柱两侧膀胱经第一侧线，往返操作约 5 分钟。指按揉肺俞、心俞、胰俞、中府、云门、气户、库房、手三里、阳陵泉，每穴约 1 分钟。用拿法拿上臂、前臂，约 3 分钟。

二、中消（胃热炽盛）

（一）症状

能食易饥，饭量大增，多食不知饱，伴有口渴欲饮，尿频量多，神疲乏力，手足心热，舌红，苔黄厚，脉滑实有力。

（二）治法

1. 选穴

肝俞、脾俞、胃俞、建里、天枢、章门、期门、血海、中脘、梁门（见图 2-26-5 至图 2-26-7）。

2. 定位

肝俞：在背部第 9 胸椎棘突下，旁开 1.5 寸。

脾俞：在背部第 11 胸椎棘突下，旁开 1.5 寸。

胃俞：在背部第 12 胸椎棘突下，旁开 1.5 寸。

建里：在上腹部，前正中线上，当脐中上 3 寸。

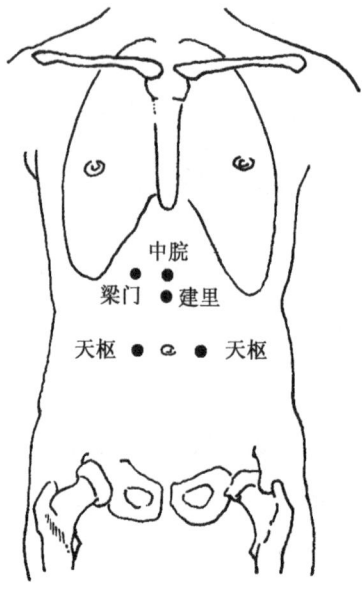

图 2-26-5

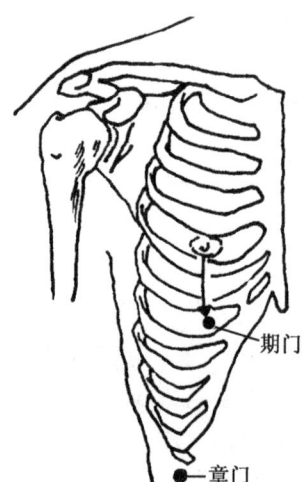

图 2-26-6

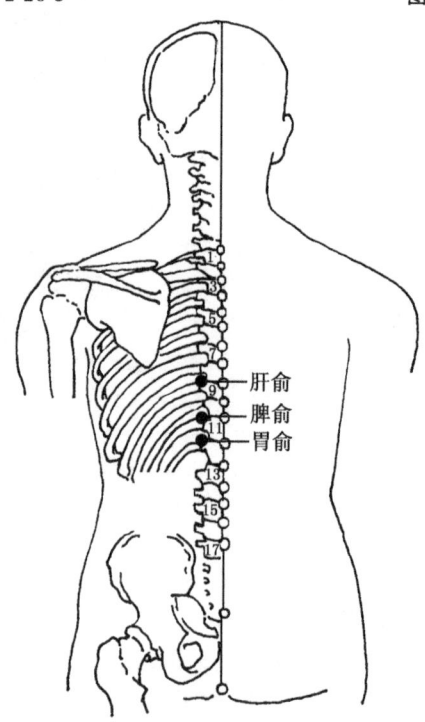

图 2-26-7

天枢:在腹中部,距脐中 2 寸。

章门:在侧腹部,当第 11 肋游离端的下方。

期门:在胸部,当乳头直下,第 6 肋间隙,前正中线旁开 4 寸。

血海:屈膝,在大腿内侧,髌底内侧端上 2 寸,当股四头肌内侧头的隆起处。

中脘:在上腹部,前正中线上,当脐中上 4 寸。

梁门:在上腹部,当脐中上 4 寸,距前正中线 2 寸。

3. 操作方法

患者仰卧位,医者用㨰法在背部脊柱两侧施术,约 6 分钟,重点在肝俞、脾俞、胃俞和局部阿是穴。用一指禅推法推背部脊柱两侧膀胱经第一侧线,往返操作约 5 分钟。指按揉肝俞、脾俞、胃俞、建里、天枢、章门、期门、血海,每穴约 1 分钟。搓胁肋 1 分钟左右。用指按揉中脘、梁门穴,每穴约 2 分钟。

三、下消(肾脏亏虚)

(一)症状

尿频量多,多饮多尿,甚则饮多少水,小便就排出多少尿液,口干欲饮,形体消瘦,伴有五心烦热,头晕耳鸣,腰膝酸软,失眠盗汗,舌红苔少,脉细数。

(二)治法

1. 选穴

肾俞、命门、三焦俞、志室、水分、中极、然谷、太溪、气海、关元、神阙(见图 2-26-8 至图 2-26-9)。

2. 定位

肾俞:在腰部第 2 腰椎棘突下,旁开 1.5 寸。

命门:腰部,当后正中线上,第 2 腰椎棘突下凹陷中。

三焦俞:在腰部第 1 腰椎棘突下,旁开 1.5 寸。

志室:在腰部第 1 腰椎棘突下,旁开 3 寸。

水分:在上腹部,前正中线上,当脐中上 1 寸。

中极:在下腹部,前正中线上,当脐中下 4 寸。

然谷:在足内侧缘,足舟骨粗隆下方,赤白肉际。

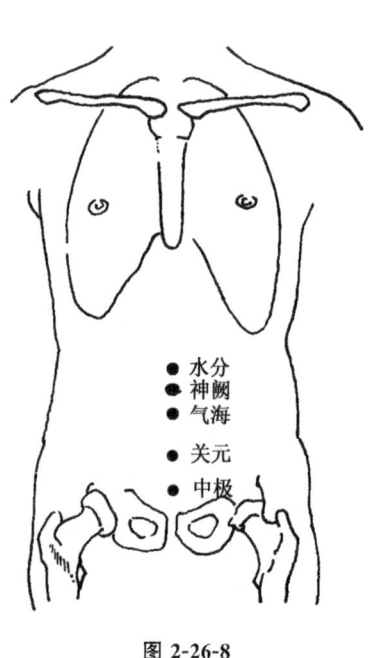

图 2-26-8

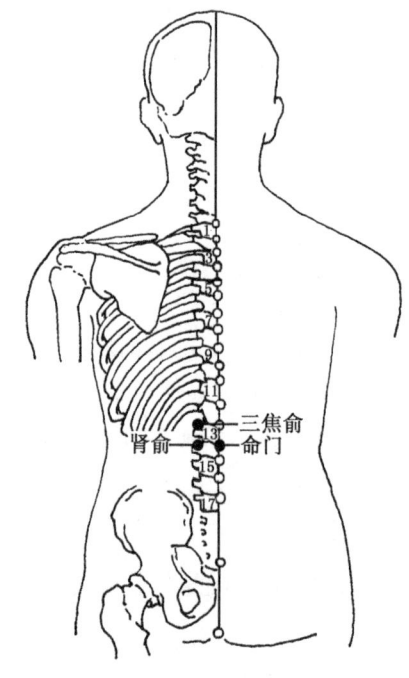

图 2-26-9

太溪：在足内侧内踝后方，当内踝尖与跟腱之间的凹陷处。
气海：在下腹部，前正中线上，当脐中下 1.5 寸。
关元：在下腹部，前正中线上，当脐中下 3 寸。
神阙：在腹中部，脐中央。

3. 操作方法

患者仰卧位，医者用㨰法在背部脊柱两侧施术，约 6 分钟，重点在肾俞、命门、三焦俞和局部阿是穴。用一指禅推法推背部脊柱两侧膀胱经第一侧线，往返操作约 5 分钟。指按揉肾俞、命门、三焦俞、志室、水分、中极、然谷、太溪，每穴约 1 分钟。横擦腰骶部八髎穴，以透热为度。用一指禅推法或指按揉法施于气海、关元，每穴约 2 分钟。掌振神阙穴约 1 分钟。用掌平推法直推上腹部、小腹部，约 5 分钟。擦两胁肋部，以透热为度。

四、注意事项

（1）避免精神紧张，保持心情舒畅，不要过度劳累，节制房事。
（2）饮食以清淡为宜，不宜过饱，禁食辛辣刺激之品和肥甘厚味，戒烟酒;适当参加体育锻炼和体力劳动,不宜食后则卧、终日久坐。

五、病例

患者,男,58岁。患糖尿病13年,多饮、多食、多尿,身体消瘦,时感疲倦,体态肥胖,并伴有轻度的皮肤瘙痒。患者于1995年开始服用消渴丸,自2003年开始服用降糖药诺和龙,每日口服诺和龙2片,每日3次,空腹血糖维持在9～10mmol/L。为提高治疗效果,行手法治疗,每次治疗后即检测血糖,均有明显下降。经1个疗程后,血糖平均控制在7.2mmol/L,服药由原来的每2次2片,每日3次,改为每次1片,每日3次。继续治疗1个疗程后,血糖控制在5～6mmol/L。

第二十七节　肥胖症

肥胖症是指人体脂肪沉积过多,超出标准体重的20%。人体的身高和体重之间有一定的比例,正常成人身高与体重的关系为:体重(千克)=身高(厘米)－105(女性－100)。如果脂肪增多,体重增加,超过标准体重20%时,就被称为肥胖症。此病女性多见,年龄多在40～50岁。肥胖症分为轻度、中度、重度3种类型。轻度:一般无自觉症状,生活起居正常无碍;中度:常有心悸、腹胀、易疲劳、畏热多汗、呼吸短促,甚至下肢浮肿等症状;重度:可出现缺氧、二氧化碳潴留,导致胸闷、气促、嗜睡,严重者可出现心肺功能衰竭,诱发动脉硬化、冠心病、高血压、糖尿病、痛风、胆结石、脂肪肝等。

一、推拿治疗

(一)症状

平素嗜食肥甘厚味,体形呈全身性肥胖,按之结实,食欲亢进,面色红润,畏热多汗,小便黄,大便秘结,舌红,苔黄厚或腻,脉沉滑实有力。

(二)治法

1. 选穴

中府、云门、腹结、府舍、中脘、气海、关元、足三里、丰隆、三阴交、脾俞、肾俞、胃俞、大肠俞(见图2-27-1至图2-27-4)。

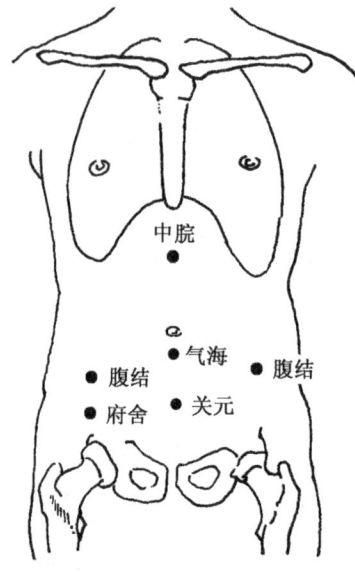

图 2-27-1

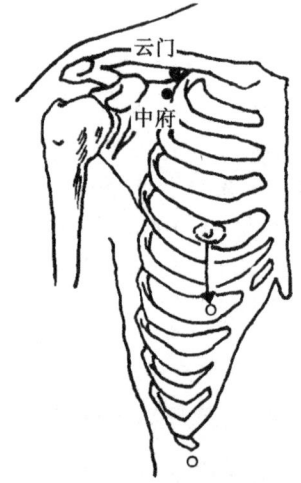

图 2-27-2

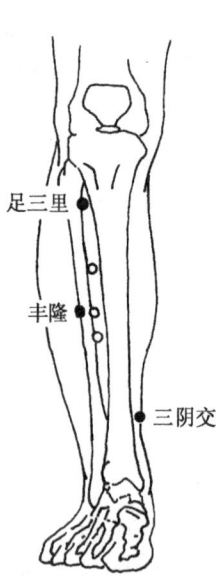

图 2-27-3

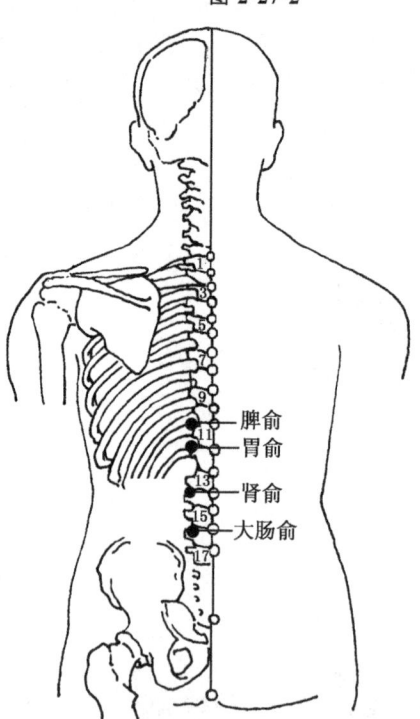

图 2-27-4

2. 定位

中府:在胸前壁的外上方,云门下1寸,平第1肋间隙,距前正中线6寸。

云门:在胸前壁的外上方,肩胛骨喙突上方,锁骨下窝凹陷处,距前正中线6寸。

腹结:在下腹部,府舍穴上3寸,距前正中线4寸。

府舍:在下腹部,当脐中下4寸,距前正中线4寸。

中脘:在上腹部,前正中线上,当脐中上4寸。

气海:在下腹部,前正中线上,当脐中下1.5寸。

关元:在下腹部,前正中线上,当脐中下3寸。

足三里:在小腿前外侧,当犊鼻下3寸,距胫骨前缘1横指。

丰隆:在小腿前外侧,当外踝尖上8寸,距胫骨前缘2横指。

三阴交:在小腿内侧,当足内踝尖上3寸,胫骨内侧缘后方。

脾俞:在背部第11胸椎棘突下,旁开1.5寸。

胃俞:在背部第12胸椎棘突下,旁开1.5寸。

肾俞:在腰部第2腰椎棘突下,旁开1.5寸。

大肠俞:在腰部第4腰椎棘突下,旁开1.5寸。

3. 操作方法

患者仰卧位,术者循肺、胃、脾、肾经走行部位进行推拿点穴,点按中府、云门、腹结、府舍、中脘、气海、关元、足三里、丰隆、三阴交等穴;然后换俯卧位,循膀胱经进行点按,点揉脾俞、肾俞、胃俞、大肠俞等各1分钟。根据中医辨证理论随症加减取穴。有并发症者,加相应经络穴位;局部肥胖明显者,加局部经穴以疏通经络。

二、注意事项

(1)一天三餐规律地进食,以减少身体脂肪。避免拉长两餐间的时间以及在深夜进食。煎炸食品不可吃,因为含油量相当高。少吃奶油、花生、甜食。

(2)推拿治疗原发性肥胖疗效确切,但应该排除其他疾病引起的继发性肥胖。

三、病例

魏某某,女,36岁,工人。主诉产后体重增长较快,体重80kg,身高

160cm,腹围 93cm,伴消食善饥,口臭口干,大便秘结,舌质红,苔黄腻,脉滑。中医诊断:脾胃积热型肥胖症。用上述操作方法治疗 30 次,体重降至 68kg,腹围 80cm,1 年后随访无复发。

第三章 骨伤科及外科疾病

第一节 颈椎病

颈椎病又称颈椎综合征,是由于颈部长期劳损,颈椎及其周围软组织发生病理改变或骨质增生等,导致颈神经根、颈部脊髓、椎动脉及交感神经受到压迫或刺激而引起的一组复杂的症候群。多因风寒、外伤、劳损等因素造成,一般出现颈僵,活动受限,一侧或两侧颈、肩、臂出现放射性疼痛,头痛头晕,肩、臂、指麻木,胸闷心悸等症状。

一、推拿治疗

(一)症状

头痛,后枕部疼痛,颈项强硬,转侧不利,一侧或两侧肩背与手指麻木酸痛,或头痛牵涉至上背痛,颈肩部畏寒喜热,颈椎旁有时可以触及肿胀结节,舌淡,苔白,脉弦紧。

(二)治法

1. 选穴

风池、风府、肩井、天宗、曲池、手三里、小海、合谷(见图 3-1-1 至图 3-1-3 等)。

2. 定位

风池:在项部,当枕骨之下,胸锁乳突肌与斜方肌上端之间的凹陷处。

风府:在项部,当后发际正中直上 1 寸,枕外隆凸直下,两侧斜方肌之间的凹陷中。

肩井:在肩上,前直乳中,当大椎与肩峰端连线的中点。

天宗:在肩胛部,当冈下窝中央凹陷处,与第 4 胸椎相平。

曲池:屈肘成直角时,当肘横纹外侧端与肱骨外上髁连线中点。

手三里:在前臂背面桡侧,当阳溪与曲池穴连线上,肘横纹下 2 寸。

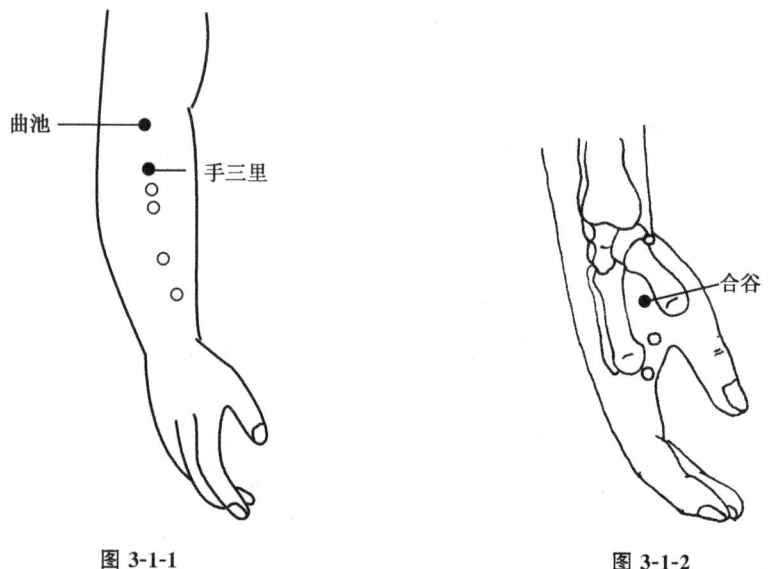

图 3-1-1　　　　　　　　　　图 3-1-2

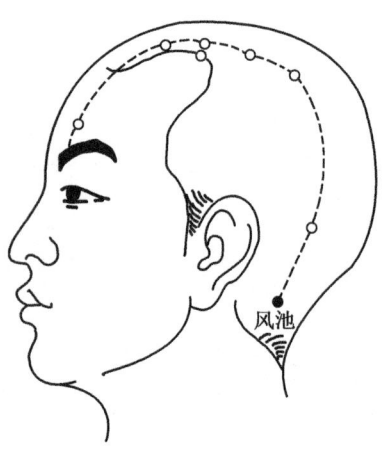

图 3-1-3

小海：在肘内侧，当尺骨鹰嘴与肱骨外上髁之间的凹陷处。

合谷：在手背，第1、第2掌骨间，当第2掌骨桡侧的中点处。

3. 操作方法

（1）患者取坐位，医者立于其后，用拇指指腹与中指指腹同时按揉风池穴1分钟，从风池穴起至颈根部，用拇指指腹与食指、中指对称用力拿捏颈项两旁的软组织由上而下操作5分钟左右。随后用㨰法放松患者颈肩部、手背部及上肢的肌肉5分钟左右。

（2）做颈项部拔伸法，医者两前臂尺侧放于患者肩部并向下用力，双手拇指顶按在风池穴上方，其余4指及手掌托住下颌部，嘱患者身体下沉，术者双手向上用力，前臂用手同时向相反方向用力，把颈牵开，边牵引边使头颈部前屈、后伸及左右旋转。

（3）提拿患者两侧肩井并拿揉患肢，以肱二头肌和肱三头肌为主，用多指横拨腋下臂丛神经分支，使患者手指有串麻感为宜。

（4）牵抖患侧上肢2～3次，最后拍打肩背部和上肢，使患者有轻快感为宜。

二、注意事项

（1）对颈椎病的推拿治疗，尤其在做被动运动时，动作应缓慢，切忌暴力、蛮力和动作过大，以免发生意外。

（2）低头位工作不宜太久，避免不正常的工作体位。

（3）避免头顶、手持重物。

（4）睡眠时枕头不宜过高、过低、过硬。最好另用一只小枕头，垫放在颈项部。

（5）治疗后，可选用一宽硬领围置于颈项部，用以固定颈椎，并要注意保暖。

（6）本病可以配合颈椎牵引治疗，重量约3～5kg，每次20～30分钟。

（7）对脊髓型颈椎病，推拿治疗效果不佳，或有进行性加重趋势，应考虑综合治疗。

三、病例

李某某，男，39岁，教师。患者右侧上肢有放射性疼痛且伴无名指和小指麻木6个月。临床检查：右侧颈肌僵硬，并可触及条索状结节，颈5、颈6、颈7椎旁压痛（阳性），臂丛神经牵拉试验阳性，椎间孔压缩试验阳性，颈拔伸试验阳性。X线片检查正位片示颈5、颈6，颈6、颈7，颈7胸1的椎间隙变窄，侧位片示颈椎下段生理弯曲消失，并有轻度反张，颈5、颈6、颈7椎体前后缘骨质增生形成。经过推拿手法治疗8次之后，患者临床症状明显减轻，15次治疗之后临床症状消失，又巩固治疗5次之后，嘱其拍X线片复查，正位片示颈5、颈6，颈6、颈7，颈7胸1椎间隙和其余各椎体间隙等宽,侧位片示颈椎下段生理弯曲恢复正常。另嘱其愈后避免长时间低头伏案工作,经常活动颈项部肌肉和韧带。半年后随访无复发。

第二节 落 枕

落枕是指急性颈部肌肉痉挛、强直、酸胀、疼痛,头颈转动障碍等,轻者可自行痊愈,重者能迁延数周。可因劳累过度、睡眠时头颈部位置不当、枕头高低软硬不适,使颈部肌肉长时间处于过度伸展或紧张状态,引起颈部肌肉静力性损伤或痉挛;也可因风寒湿邪侵袭,或因外力袭击,或因肩扛重物等导致。

一、推拿治疗

(一)症状

偶晨起出现颈项、肩背部疼痛僵硬不适,转侧受限,尤以旋转后仰为甚,头歪向健侧,肌肉痉挛酸胀,可伴有恶寒,头晕,精神疲倦,口淡不渴,舌淡红,苔薄白,脉浮紧。

(二)治法

1. 选穴

风池、风府、风门、肩井、天宗、肩外俞(见图 3-2-1 等)。

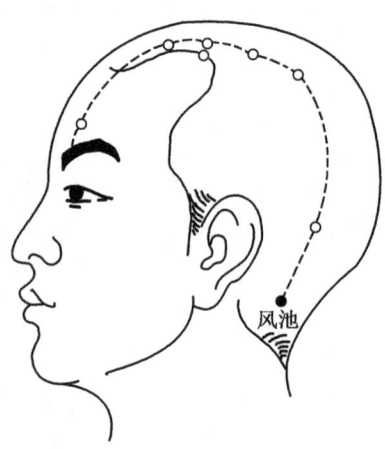

图 3-2-1

2. 定位

风池:在项部,当枕骨之下,与风府相平,胸锁乳突肌与斜方肌上端之间的凹陷处。

风府:在项部,当后发际正中直上 1 寸,枕外隆凸直下,两侧斜方肌之间的凹陷中。

风门:在背部 2 胸椎棘突下,旁开 1.5 寸。

肩井:在肩上,前直乳中,当大椎与肩峰端连线的中点。

天宗:在肩胛部,当冈下窝中央凹陷处,与第 4 胸椎相平。

肩外俞:在背部第 1 胸椎棘突下,旁开 3 寸。

3. 操作方法

(1)患者取坐位,医者立于其后,用轻柔的㨰法、一指禅推法在患侧颈项及肩部施术约 3～5 分钟。

(2)用拿法提拿颈椎旁开 1.5 寸处的软组织,以患侧为重点部位,并弹拨紧张的肌肉,使之逐渐放松。

(3)嘱患者自然放松颈项部肌肉,术者左手持续托起下颌,右手扶持后枕部,使颈略前屈,下颌内收。双手同时用力向上提拉,并缓慢左右旋转患者头部 10～15 次,以活动颈椎小关节。摇动旋转之后,在颈部微前屈的状态下,迅速向患侧加大旋转力度,手法要稳而快,手法的力度和旋转的角度必须掌握在患者可以耐受的限度内,切忌暴力蛮劲,以防发生意外。

(4)术者按揉风池、风府、风门、肩井、天宗、肩外俞等穴,每穴 30 秒钟,手法由轻到重。然后轻拿颈椎棘突两侧肌肉。最后可在患部加用擦法治疗。

二、注意事项

(1)推拿治疗本病过程中,手法宜轻柔,切忌施用强刺激手法,防止发生意外。

(2)经常发生落枕的患者,睡卧时垫枕高低要适当,并注意颈项部的保暖。

三、病例

患者,男,25 岁。主诉颈背痛,头不能左右看,不能仰俯,活动即痛,颈项强直 2 天。遂以上法治疗,治疗完毕即感颈项部轻松,各方向活动不受限,疼痛明显减轻。后巩固治疗两次,痊愈。

第三节　肩周炎

肩周炎又称肩关节周围炎,是肩关节周围软组织(关节囊、韧带等)的一种退行性炎性疾病。本病多发于 50 岁左右的中年人,故又称"五十肩"。早期以肩部疼痛为主,夜间加重,并伴有凉、僵硬的感觉;后期病变组织会有粘连,且会并发功能障碍。

一、推拿治疗

(一)症状

肩部疼痛,痛牵肩背、颈项,关节活动轻度受限,恶风畏寒,复感风寒则疼痛加剧,得温则痛减,或伴有头晕、耳鸣,舌淡红,苔薄白,脉浮紧。

(二)治法

1. 选穴

肩井、肩髃、秉风、天宗、肩贞、曲池、手三里、合谷(见图 3-3-1 等)。

2. 定位

肩井:在肩上,前直乳中,当大椎与肩峰端连线的中点。

肩髃:在肩部,三角肌上,臂外展或向前平伸时,当肩峰前下方凹陷处。

秉风:在肩胛部冈上窝中央,天宗直上,举臂有凹陷处。

天宗:在肩胛部,当冈下窝中央凹陷处,与第 4 胸椎相平。

肩贞:在肩关节后下方,臂内收时,腋后纹头上 1 寸。

曲池:屈肘成直角时,当肘横纹外侧端与肱骨外上髁连线中点。

手三里:在前臂背面桡侧,当阳溪与曲池穴连线上,肘横纹下 2 寸。

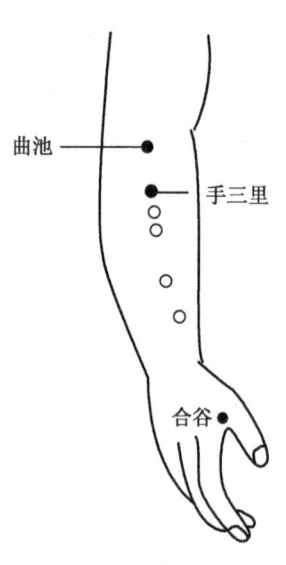

图 3-3-1

合谷：在手背，第 1、第 2 掌骨间，当第 2 掌骨桡侧的中点处。

3. 操作方法

（1）松解放松法：患者坐位，医者站于患侧，用一手托住患者上臂使其微外展，另一手用㨰法或拿揉法施术，重点在肩前部、三角肌及肩后部。同时配合患肢的被动外展、旋外和旋内活动，以缓解肌肉痉挛，促进粘连松解。

（2）解痉止痛法：接上述步骤，医者用点压、弹拨手法依次点压肩井、秉风、天宗、肩贞、肩髃各穴，以酸胀为度，对有粘连部位或痛点施弹拨手法，以解痉止痛，剥离粘连。

（3）运动关节法：接上述步骤，医者一手扶住患肩，另一手握住其腕部或托住肘部，以肩关节为轴心作环转摇动，幅度由小到大。然后再作肩关节内收、外展、后伸及内旋的扳动。本法适用于肩关节功能障碍明显者，具有松解粘连，滑利关节的作用。

（4）舒痉活血法：接上述步骤，医者先用搓揉、拿捏手法施于肩部周围，然后握住患者腕部，将患肢慢慢提起，使其上举，同时作牵拉提抖，最后用搓法从肩部到前臂反复上下搓动 3～5 遍，以放松肩臂，从而达到舒痉活血的作用。

二、注意事项

（1）有条件的地方，在治疗前先拍 X 线片，以排除骨关节本身的病变；因骨折或脱位而继发的冻结肩，须经复位或骨折愈合后，方可作推拿治疗。

（2）运用手法要轻柔，不可施用暴力，以免造成损伤。

（3）注意局部保暖，防止受凉，以免加重病情，影响治疗效果。

（4）治疗期间须配合适当的肩部功能锻炼并遵循持之以恒、循序渐进、因人而异的原则。

三、病例

王某，男，50 岁。主诉右肩部酸痛、夜间尤甚半年余。就诊前曾口服中西药物及外贴药膏治疗无显效，近来肩部酸痛加重，时常寐中痛醒，梳头、洗脸、穿衣均感困难。无外伤病史。检查：右肩部肌肉无明显萎缩及红肿变形，肩胛、肘臂外侧有明显压痛，口不渴，舌淡苔薄白，脉弦紧。右肩关节、颈椎正侧位 X 线拍片均无异常发现。诊断：肩周炎。治以舒筋活血、通络止痛法。采用推拿疗法,用以上手法每次30分钟,每日1次。经推拿治疗后,即感右肩部发热、舒适,疼痛明显减轻。连续治疗30次,肩关节疼痛完全消失,外展、内旋、伸举功能活动恢复正常,痊愈。后随访未见复发。

第四节　网球肘

网球肘,又称肱骨外上髁炎,是一种常见的慢性劳损性疾病。本病一般起病较慢,多数无明显外伤史,而是有长期使用肘部、腕部活动的劳损史。临床表现为肘后外侧酸痛,尤其在做转、伸、提、拉、推等动作时疼痛更为剧烈。检查时关节外观无红肿,局部有明显压痛,伸肌腱牵拉实验阳性,即肘伸直握拳,屈腕,然后将前臂旋前,可发生肘外侧部剧痛,中医称为"肘痛"。

一、推拿治疗

(一)症状

肘后及上臂外侧酸痛,疼痛反复发作,偶尔疼痛向下放射到手腕部,关节活动轻度受限,得温则痛减,患处无红肿发热感,舌淡红,苔薄白,脉弦紧。

(二)治法

1. 选穴
曲池、尺泽、小海、少海、手三里、合谷(见图3-4-1至图3-4-3等)。

2. 定位
曲池:在肘横纹外侧端,屈肘时当尺泽与肱骨外上髁连线中点。
尺泽:在肘横纹中,肱二头肌腱桡侧凹陷处。

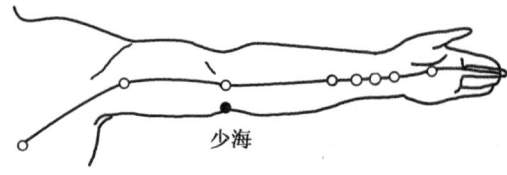

图 3-4-1

第三章 骨伤科及外科疾病

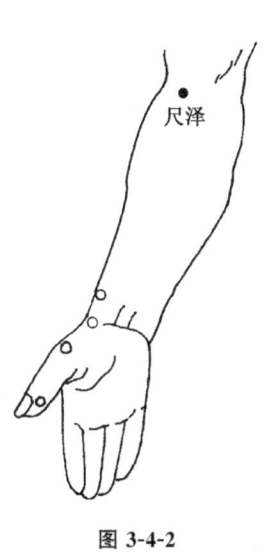

图 3-4-2

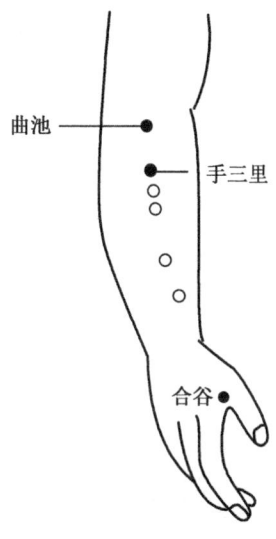

图 3-4-3

小海：在肘内侧，当尺骨鹰嘴与肱骨内上髁之间的凹陷处。
少海：屈肘，在肘横纹内侧端与肱骨内上髁连线的中点。
手三里：在前臂背面桡侧，当阳溪与曲池穴连线上，肘横纹下 2 寸。
合谷：在手背，第 1、第 2 掌骨间，当第 2 掌骨桡侧的中点处。

3. 操作方法

(1) 病人坐位或仰卧位，医者立于或坐于病侧，用轻柔的㨰法从肘部沿前臂背侧治疗，往返 10 次左右，以舒经通络。

(2) 重点在肘部治疗，用拇指按揉曲池、手三里、尺泽，用中指按揉小海、少海，手法宜缓和，同时配合拿法沿伸腕肌往返提拿。

(3) 再用弹拨法：医者右手持腕，使患者右前臂旋后位，左手用屈曲的拇指端压于肱骨外上髁前方，其他 4 指放于肘关节内侧。右手逐渐屈曲肘关节至最大限度，左手拇指用力按压肱骨外上髁的前方，然后再伸直肘关节，同时医者左手拇指推至患肢桡骨头之前上面，沿桡骨头前外缘自后弹拨伸腕肌起点。施术后患者有桡侧 3 指麻木感及疼痛减轻的现象。也可将前臂旋前位，放置桌上，肘下垫物，医者用拇指向外方紧推邻近桡侧腕长、短伸肌，反复数次，弹拨范围可上下移动。

(4) 最后用擦法沿伸腕肌治疗，以透热为度，亦可搓上肢结束。

二、注意事项

(1) 本病的发生,其中有一部分是附着于肱骨外上髁肌腱纤维的部分断裂而造成的。因此,推拿治疗中不宜有过强的刺激,以免产生新的损伤。

(2) 从事腕力劳动较多的病人,可以根据情况改变原有的姿势,以有益于本病的康复。

(3) 患者坚持自我推拿,对本病的治疗、康复是一种积极的措施。

(4) 局部应注意保暖,防止寒冷刺激。

(5) 进行功能锻炼,常用的方法有甩鞭法,即前臂在内旋的同时屈肘,然后伸直肘关节。

三、病例

患者,男,26岁,职员。半年前打网球时不慎拉伤右肘部,开始疼痛较轻,近半个月来呈加重趋势。现右臂轻轻活动即感疼痛,握力减弱,影响工作,前来就诊。检查右肘外侧压痛,疼痛向前臂桡侧放散,伴肌紧张试验阳性。诊断:肱骨外上髁炎。随即采用推拿治疗,每日1次。经1个疗程治疗,疼痛症状完全消失,肘关节活动自如,功能恢复正常。2个月后随访,未复发。

第五节　踝关节扭伤

踝关节扭伤,是指踝关节过度内翻或外翻,或突然跖屈,造成踝关节周围软组织扭伤,临床以外踝部韧带损伤多见。本病多因行、走、跑、跳、蹬、踢等运动姿势不当或遇地面障碍闪让不及所造成。急性损伤会立即出现疼痛、肿胀、活动受限、行走困难等症状;日久劳损或外伤后遗症也可经常引发疼痛。

一、推拿治疗

(一) 症状

踝关节部位红肿、发热、疼痛剧烈,活动明显受限,行走困难,发病前多有外伤史,舌黯,可见瘀点,苔白,脉弦涩。

（二）治法

1. 选穴

承山、昆仑、足三里、太溪、绝骨、解溪、太冲（见图 3-5-1 等）。

2. 定位

承山：在小腿后面正中，委中与昆仑之间，当伸直小腿或足上提时腓肠肌肌腹下出现尖角凹陷处。

昆仑：在足部外踝后方，当外踝尖与跟腱之间凹陷处。

足三里：在小腿前外侧，当犊鼻下 3 寸，距胫骨前缘 1 横指。

太溪：在足内侧内踝后方，当内踝尖与跟腱之间的凹陷处。

绝骨：在小腿外测，足内踝尖上 3 寸，腓骨前缘。

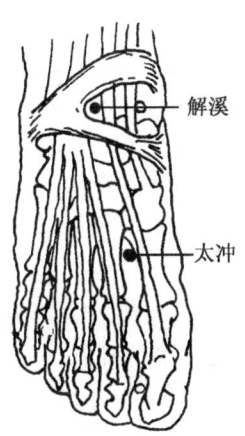

图 3-5-1

解溪：在足背与小腿交界处的横纹中央凹陷处，当拇长伸肌腱与趾长伸肌腱之间。

太冲：在足背侧，第 1 趾骨间隙的后方凹陷处。

3. 操作方法

踝关节外侧韧带扭伤：①患者侧卧，伤肢在上，助手用双手握住患者伤侧小腿下端，固定肢体，医生用双手相对拿住患足，两手拇指按住外侧伤处，环转摇晃踝关节后，用力将足跖屈并内翻位拔伸，然后将足外翻，拇指在伤处进行戳按。②患者正坐，医者坐其对面，用一手由外侧握住患足足跟部，拇指按压于伤处，另一手握住足跖部，作踝关节环转摇法，在拔伸状态下将足跖屈后背伸，按压伤处的拇指则用力向下戳按。

踝关节内侧韧带扭伤：①患者侧卧，伤肢在下，助手用双手握住患者伤侧小腿下端，固定肢体，医生用双手相对拿住患足，两手拇指按住内侧伤处，环转摇晃踝关节后，用力将足外翻位拔伸，然后将足内翻，拇指在伤处进行戳按。②患者正坐，医者坐其对面，用一手由内侧握住患足足跟部，拇指按压于伤处，另一手握住足跖部，作踝关节环转摇法，在拔伸状态下将足内翻后背伸，按压伤处的拇指则用力向下戳按。

二、注意事项

（1）如果踝关节韧带损伤轻者可用绷带或胶布将踝关节固定于韧带松弛部位，即外侧副韧带损伤将足外翻位固定。韧带撕裂严重者，也可采用石膏托按上述方法固定之。约3周左右拆除外固定即可。

（2）外固定期间，应该练习足趾的屈伸活动和小腿肌肉的收缩活动。拆除外固定后，要逐渐练习踝关节的内、外翻及跖屈、背伸活动，以预防粘连，恢复踝关节的功能。

（3）注意踝部保暖，避免重复扭伤。

三、病例

宋某，男，29岁。因打篮球致左踝关节扭伤肿痛，活动受限1天来诊。查：左踝关节肿胀、疼痛明显，关节活动受限，X线摄片未见异常。诊断为左踝关节扭伤。经用上述手法治疗1次后，疼痛、肿胀均有明显缓解；3次后肿胀消失，左脚用力着地后稍感疼痛；7次后左踝关节活动自如。

第六节　足跟痛

足跟痛多见于中老年人，轻者走路、久站才出现疼痛，重者足跟肿胀，不能站立和行走，平卧时亦有持续酸胀或针刺样、灼热样疼痛，疼痛甚至牵涉及小腿后侧。病因与骨质增生、跗骨窦内软组织劳损、跟骨静脉压增高等因素有关。对骨质增生者，治疗虽不能消除骨刺，但通过消除骨刺周围软组织的无菌性炎症，疼痛同样可以消除。

一、推拿治疗

（一）症状

足跟部肿胀持续疼痛不能缓解，不能站立、行走，休息时候疼痛不能明显缓解，舌黯，可见瘀点，苔白，脉弦涩。

（二）治法

1. 选穴

三阴交、阴陵泉、太溪、照海、然谷、昆仑、仆参（见图3-6-1至图3-6-2）。

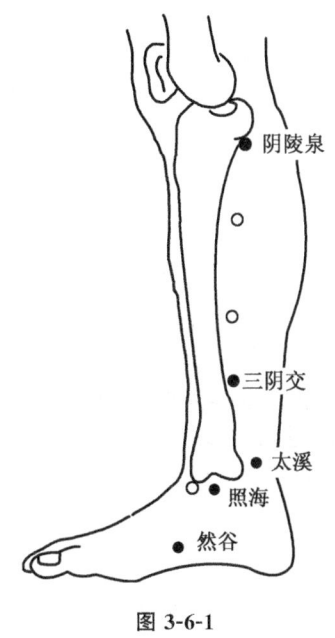

图 3-6-1

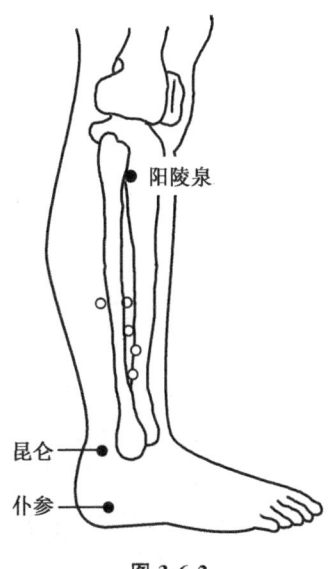

图 3-6-2

2. 定位

三阴交：在小腿内侧，当足内踝尖上 3 寸，胫骨内侧缘后方。

阴陵泉：在小腿内侧，当胫骨内侧髁后下方凹陷处。

太溪：在足内侧内踝后方，当内踝尖与跟腱之间的凹陷处。

照海：在足内侧，内踝尖下方凹陷处。

然谷：在足内侧缘，足舟骨粗隆下方，赤白肉际处。

昆仑：在足部外踝后方，当外踝尖与跟腱之间凹陷处。

仆参：在足外侧部外踝后下方，昆仑直下，跟骨外侧赤白肉际。

3. 操作方法

（1）跟骨下止点滑囊炎：患者仰卧床上，患肢膝关节屈曲 60°，医者一手拿住患足作背屈固定，使跟腱紧张，另一手用小鱼际处对准滑囊用力侧击。手法的作用是：促进局部血液循环，消肿止痛，或使滑囊破裂、液体吸收。

（2）跖筋膜炎：患者仰卧，下肢伸直。医者先用点按法点按穴位，然后以一手拇指点按、揉捏痛点，再以擦法及捋顺法沿跖筋膜走行方向进行推擦及捋顺，并使足底发热。

二、注意事项

(1)跖筋膜炎患者在急性期应注意适当休息,减少负重,控制剧烈运动。症状缓解后,逐渐进行足底部肌肉的收缩锻炼,以增强足底部的肌力。

(2)注意局部保暖,避免寒冷刺激。

三、病例

王某,女,38岁。自诉足跟疼痛3年,每于久行、久站或阴雨天加重。近因行走过久致右足跟疼痛剧烈。入院查体见右足跟骨结节处压叩痛明显,触及一骨性突起。X线片示:右足跟骨骨质增生性骨刺。诊断为:跟痛症。予上述综合疗法治疗2次后跟痛减轻,可下床独立行走,治疗10次疼痛完全消失,痊愈出院。随访未复发。

第七节　慢性腰痛

慢性腰痛又称腰肌劳损,主要是指腰骶部肌肉、筋膜、韧带等软组织的慢性损伤而引起的慢性疼痛。临床表现为长期、反复发作的腰背疼痛,时轻时重;劳累负重后加剧,卧床休息后减轻;阴雨天加重,晴天减轻;腰腿活动无明显障碍,但部分患者伴有脊柱侧弯、腰肌痉挛,下肢牵涉痛等症状。一般分为风寒湿困、肾气亏虚、气滞血瘀3型。

一、推拿治疗

(一)症状

腰冷痛伴有沉重感,侧转不利,虽经卧床休息,症状也不减轻,天气变化症状加重,腰部热敷后感到舒适,舌淡红,苔薄白或腻,脉弦滑或紧。

(二)治法

1. 选穴

三焦俞、气海俞、肾俞、腰阳关、大肠俞、八髎、秩边、委中、承山(见图3-7-1等)。

2. 定位

三焦俞:在腰部第1腰椎棘突下,旁开1.5寸。

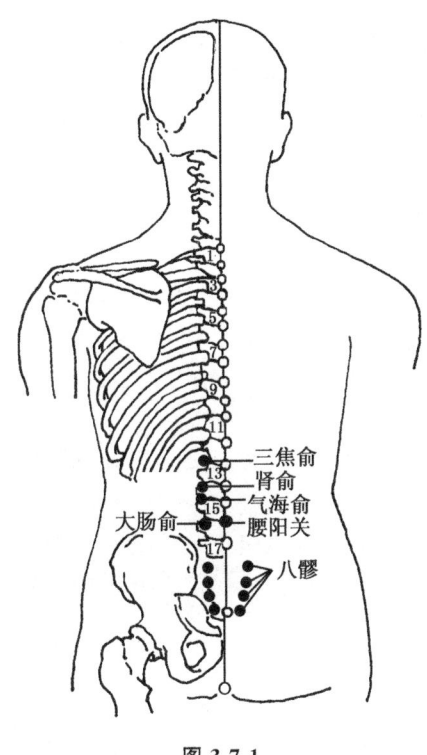

图 3-7-1

气海俞:在腰部第 3 腰椎棘突下,旁开 1.5 寸。

肾俞:在腰部第 2 腰椎棘突下,旁开 1.5 寸。

腰阳关:在腰部,当后正中线上,第 4 腰椎棘突下凹陷中。

大肠俞:在腰部第 4 腰椎棘突下,旁开 1.5 寸。

上髎:在骶部,当髂后上棘与后正中线之间,适对第 1 骶后孔处。

次髎:在骶部,当髂后上棘内下方,适对第 2 骶后孔处。

中髎:在骶部,当次髎下内方,适对第 3 骶后孔处。

下髎:在骶部,当中髎下内方,适对第 4 骶后孔处。

秩边:在臀部,平第 4 骶后孔,骶正中嵴旁开 3 寸。

委中:在腘横纹的中点,当股二头肌腱与半腱肌肌腱的中间。

承山:在小腿后面正中,委中与昆仑的之间,当伸直小腿或足上提时腓肠肌肌腹下出现的尖角凹陷处。

3. 操作方法

(1)循经揉法:患者仰卧位,医者先用深沉而柔和的**滚**法、揉法沿两侧足太阳膀胱经从上而下施术5~6遍,然后用掌跟在痛点周围按揉1~2分钟。

(2)穴位按压:医者以双手拇指依次按揉两侧三焦俞、肾俞、气海俞、大肠俞、关元俞、膀胱俞、志室、秩边等穴位,以酸胀为度。从而达到提高痛阈,解痉止痛的目的。

(3)腰部斜扳法:患者仰卧位,医者与患者面对面,施腰部斜扳法,左右各1次,再仰卧位,作屈髋屈膝被动运动,以调整腰椎后关节紊乱。

(4)活血通络法:患者仰卧位,医者用掌擦法直擦腰背部两侧膀胱经,横擦腰骶部,以透热为度,达活血通络之目的。

二、注意事项

(1)在日常生活和工作当中,注意姿势正确,尽可能变换体位,勿使过度疲劳。

(2)宜睡硬板床,同时配合牵引及其他治疗,如湿热敷、熏洗等。

(3)加强腰背肌肉段锻炼,注意局部保暖,节制房事。

三、病例

张某,男,30岁,工人。因反复腰痛3年、加重10天就诊。症见面色晦黯,痛苦面容,双手扶腰,转侧不利。查体:双侧腰部肌肉僵硬似板,触之有条索硬结,拒按,腰部俯仰活动困难,舌紫黯,脉沉涩。诊断为腰肌劳损,按上法治疗1个疗程,症状、体征明显减轻,休息5天,再进行第2个疗程治疗。2个疗程后痊愈,随访1年未复发。

第八节 腰椎间盘突出症

腰椎间盘突出症又称腰椎间盘纤维环破裂症。现代医学认为,病因是腰椎间盘退行性病变、腰外伤、积累性劳损,使纤维环部分或完全破裂,髓核向椎管内突出,压迫或刺激神经根和脊髓而引起腰腿疼痛综合征。

一、推拿治疗

(一)症状

腰部冷痛重着,每遇阴雨天或腰部感寒后加剧,痛处喜温,转侧不利,静卧痛势不减,或伴有下肢肢体麻木重着疼痛,体倦乏力,或肢末欠温,食少腹胀,舌淡红,苔白,脉沉迟或滑。

(二)治法

1. 选穴

腰阳关、大肠俞、环跳、委中、承山、阳陵泉、绝骨、丘墟、昆仑(见图 3-8-1 至图 3-8-2)。

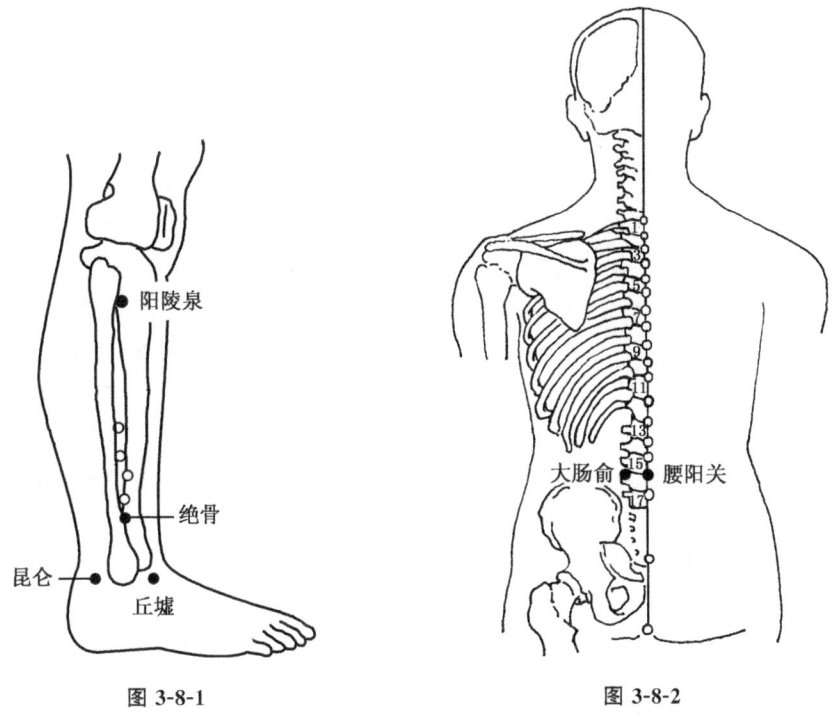

图 3-8-1　　　　　　　　　　图 3-8-2

2. 定位

腰阳关:在腰部,当后正中线上,第 4 腰椎棘突下凹陷中。

大肠俞:在腰部,当第 4 腰椎棘突下,旁开 1.5 寸。

环跳:在股外侧部,侧卧屈股,当股骨大转子最凸点骶管裂孔的中 1/3 与外 1/3 的交点处。

委中:在腘横纹的中点,当股二头肌腱与半腱肌肌腱的中间。

承山:在小腿后面正中,委中与昆仑之间,当伸直小腿或足上提时腓肠肌肌腹下出现的尖角凹陷处。

阳陵泉:在小腿外侧,当腓骨头前下方凹陷处。

绝骨：在小腿外侧，当外踝尖上3寸，腓骨前缘。
丘墟：在足外踝的前下方，当趾长伸肌腱的外侧凹陷处。
昆仑：在足部外踝后方，当外踝尖与跟腱之间凹陷处。

3. 操作方法

（1）循经按揉法：患者仰卧位，医者用㨰、按揉手法在患者脊柱两旁膀胱经及臀部和下肢后外侧施术3～5分钟，以腰部为重点。然后医者用双手掌重叠用力，沿脊柱由上而下按压腰骶部，反复2～3遍，此法作用在于改善血液循环，缓解腰背肌肉痉挛，促进炎症的吸收。

（2）拔伸推压法：患者仰卧位，医者先用拇指或肘尖点压腰阳关、肾俞、居髎、环跳、承山、委中及阿是穴，以解痉止痛。然后在助手配合拔伸牵引的情况下，用拇指顶推或肘尖按压患处（与突出物方向相反）。此法作用在于增加盘外压，降低盘内压，促使突处的髓核回纳。

（3）理筋整复法：患者仰卧位，医者用腰部斜扳法，左右各1次，可调整后关节紊乱，松解粘连，改变突出物与神经根的位置。然后再仰卧位，用强制直腿抬高以牵拉坐骨神经和腘神经，对粘连有一定松解作用，并可使脊椎后部位和后纵韧带牵拉，增加了椎间盘外周的压力，相对降低了盘内的压力，从而使髓核复位。

（4）踩跷、背晃法：其机理同拔伸推压法，只不过力度较前稍重，可选择性使用。

（5）整理手法：患者俯卧位，医者用㨰、拿、揉、弹拨手法沿腰部及患侧坐骨神经分布区施术3～5分钟，然后擦热患处。此法作用在于改善血供，加速炎症吸收，进而使萎缩的肌肉和麻痹的神经逐渐恢复其功能。

二、注意事项

（1）推拿治疗前应排除骨、关节疾病及推拿禁忌证。

（2）病程长，经多次推拿治疗无效者，可以考虑综合治疗。

（3）推拿治疗后可能出现疼痛加重现象，应平卧硬板床休息1～2周，并用皮腰围保护腰部，尽量避免弯腰动作。

（4）病情好转后，适当进行腰背肌肉功能锻炼，促进康复。

三、病例

张某某，男，38岁，司机。主诉腰痛伴右下肢放射性疼痛1年。患者于1年前不慎扭伤腰部，当即腰痛、活动受限，休息后有所好转，活动后加重,两个月后疼痛向左下肢放射,不能弯腰咳嗽,大便时加重。经针灸、封闭、理疗、按摩等治疗后效果不明显,症状日渐加重,行动不便,生活不能自理,遂来就诊。检查:腰部侧弯畸形,不能平卧,直腿抬高试验30°,腰椎4~5旁放射性压痛(十),腰4棘突偏左,患处韧带增厚。X线检查:生理前凹变直,腰椎4~5间隙后宽前窄。诊断:腰椎4~5椎间突出症。治疗:用过伸张复位后,疼痛减轻,腰椎侧变消失,用腰围固定,嘱卧床休息2周。经4个疗程治疗后腰痛已明显减轻,弯腰活动良好,回家后自行进行功能锻炼,1个月后基本恢复正常。经随访能进行一切功能活动,无复发。

第九节　类风湿性关节炎

类风湿性关节炎是一种以关节病变为主要特征的慢性、全身性、免疫系统异常的疾病。早期有游走性的关节疼痛、肿胀和功能障碍,晚期则出现关节僵硬、畸形、肌肉萎缩和功能丧失。本病多发于青壮年人群,女性多于男性,起病缓慢,前期有反复的上呼吸道感染史,而后先有单个关节疼痛,然后发展成多个关节疼痛;病变常从四肢远端的小关节开始,且左右基本对称;病程大多迁延多年,在进程中有多次缓解和复发交替的特点,有时缓解期可持续很长时间。传统医学认为,本病属"痹证"范畴。

一、推拿治疗

(一)症状

肢体关节疼痛,游走不定,发病初期肢节亦红亦肿,屈伸不利,或恶风,或恶寒,舌红,苔白微厚,脉弦紧。

(二)治法

1. 选穴
膝眼、足三里、肩髃、天宗、肩井、肩髎(见图3-9-1等)。

2. 定位
膝眼:屈膝,在膝部髌骨与髌韧带的凹陷中。
足三里:在小腿前外侧,当犊鼻下3寸,距胫骨前缘1横指。
肩髃:在肩部,三角肌上,臂外展或向前平伸时,当肩峰前下方凹陷处。

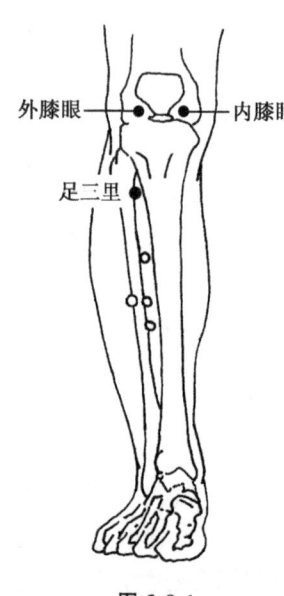

图 3-9-1

天宗:在肩胛部,当冈下窝中央凹陷处,与第 4 胸椎相平。

肩井:在肩上,前直乳中,当大椎与肩峰端连线的中点。

肩髃:在肩部,肩髃后方,当臂外展时,于肩峰后下方出现的凹陷处。

3. 操作方法

患者取坐位,术者站在患者的外侧,令患者平卧或侧卧于床上,放松肢体肌肉。术者用㨰法和点法在患关节周围㨰推和点穴(特别是膝眼、足三里、肩髃、天宗、肩井、肩髎处重点点穴)。术者用拇指分别沿着患关节周围肌群,如股二头肌、股四头肌、腓肠肌、三角肌、肱二头肌短头和冈下肌肌纤维走向的垂直方向进行弹拨 8~10 次,再用手掌按压 10~15 次。术者右手握患关节远端,左手固定患关节部,逐渐使之前屈、外展、后伸、内收,在患者疼痛能忍受的情况下,逐渐增大活动范围。术者用手拍打患关节部,然后牵拉其远端,有节奏地牵抖 3~5 次。

二、注意事项

注意避免风寒,注意关节的保暖,平时可以自行热敷,配合推拿效果会更好。

三、病例

贺某,男,20 岁,学生。由其兄背着、父亲扶着就诊。主诉近半年全身酸楚不适,僵硬感,晨起甚,四肢关节疼痛,平时未予重视,未做任何治疗。就诊前 1 天四肢关节红肿疼痛,夜间甚,拒按,早晨不能起床,口不能张。吞咽困难,畏寒,自测体温 38℃,慕名前来就诊。查患者形体适中,痛苦面容,两额有汗珠渗出,张口困难,语迟声音低,自己不能行动。四肢关节对称红肿,疼痛,拒按,活动受限,体温 38.8℃,BP 110/60mmHg,心率 88 次/分,律齐,无病理性杂音,两肺无干湿啰音,腹部平软。握力左手 1.5kg,右手 2kg,整体功能 4 级,ASO1∶800,ESR 64mm/h,RF+,CRP+,ANA+,IgG 14.6,IgA 1.31,IgM 1.2。X 线示:双手指、腕、踝、软组织滑膜肿胀,关节间隙较窄,骨质光滑。诊为类风湿性关节炎。系统规范内科治疗后,效果不显著,配合推拿按摩恢复功能。经过1个完整疗程治疗,关节红肿、疼痛、晨僵消失,生活自理,整体功能正常,语言流畅,声音洪亮。复查为 ASO1:120,ESR 12mm/h、RF、CRP、ANA 阴性,IgG 12,IgA 1.1,IgM 1.0,握力左 28kg,右 30kg,20 米步行时间 8 秒。X 线示关节腔滑膜肿胀消失,整体功能正常。近年随访已能从事正常工作。

第十节 痔 疮

痔疮是指直肠下端黏膜和肛管远侧段皮下的静脉曲张团块呈半球状隆起的肉球。如发生在肛门内的叫内痔,在肛门外的叫外痔,内外均有的为混合痔。外痔在肛门边常有增生的皮瓣,发炎时疼痛;内痔便后可见出血,颜色鲜红,附在粪便外部;痔核可出现肿胀、疼痛、瘙痒、流水、出血等,大便时会脱出肛门。

一、推拿治疗

（一）症状

饮食不节,喜食辛辣食物,胃中灼热,便后出血,血色鲜红,肛门发痒,大便不畅,全身症状不明显,舌红,苔黄腻,脉滑数。

（二）治法

1. 选穴

二白、孔最、中脘、气海、天枢、神阙、足三里、会阴、肺俞、肾俞、大肠俞、八髎、长强（见图 3-10-1 至图 3-10-3 等）。

2. 定位

二白:在前臂掌侧,腕横纹上 4 寸,桡侧腕屈肌腱的两侧,一侧一穴,一臂 2 穴,左右两臂共 4 穴。

孔最:在前臂掌面桡侧,当尺泽与太渊连线上,腕横纹上 7 寸。

中脘:在上腹部,前正中线上,当脐中上 4 寸。

气海:在下腹部,前正中线上,当脐中下 1.5 寸。

天枢:在腹中部,距脐中 2 寸。

神阙:在腹中部,脐中央。

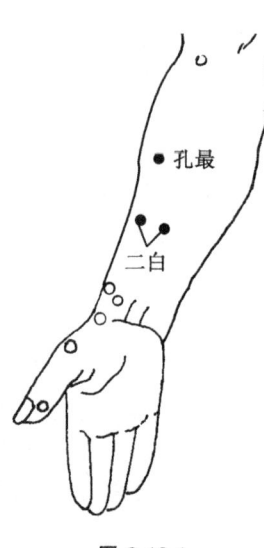

图 3-10-1

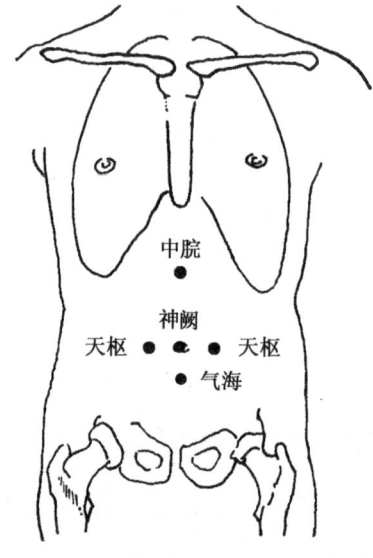

图 3-10-2

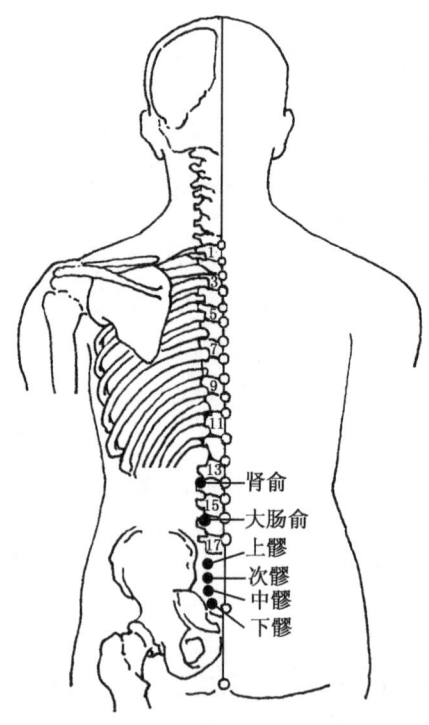

图 3-10-3

足三里：在小腿前外侧，当犊鼻下3寸，距胫骨前缘1横指。

会阴：在会阴部，男性当阴囊根部与肛门连线的中点，女性当大阴唇后联合与肛门联线的中点。

肺俞：在背部第3胸椎棘突下，旁开1.5寸。

肾俞：在腰部第2腰椎棘突下，旁开1.5寸。

大肠俞：在腰部第4腰椎棘突下，旁开1.5寸。

上髎：在骶部，当髂后上棘与后正中线之间，适对第1骶后孔处。

次髎：在骶部，当髂后上棘内下方，适对第2骶后孔处。

中髎：在骶部，当次髎下内方，适对第3骶后孔处。

下髎：在骶部，当中髎下内方，适对第4骶后孔处。

长强：在尾骨端下，当尾骨端与肛门连线的中点处。

3. 操作方法

患者仰卧位，点揉二白、孔最各1分钟，一指禅点中脘、气海、天枢各1分钟，用掌振颤神阙3分钟，顺时针摩腹3分钟，食、中、无名指齐压脐上1分钟。双手中指同时点揉足三里2分钟，嘱患者回家自己点揉会阴穴3分钟（需辅导患者正确取会阴穴及点揉手法）。患者俯卧，用推法和**擦**法操作于足太阳膀胱经3分钟，按压督脉1分钟，点拨肺俞、肾俞、大肠俞、八髎各1分钟，擦八髎5分钟至局部灼热发红，揉龟尾3分钟，一点一放长强穴3分钟。

二、注意事项

（1）排便时不要长时间憋气使劲，感觉有便意就上厕所，争取3分钟内上完，改变导致便秘和腹泻的饮食习惯，排便后轻轻擦拭肛周，有条件最好冲洗干净，活动身体，减少臀部的负担，远离酒精和刺激物。

（2）饮食应以清淡为主，忌食辛辣刺激食物。

三、病例

唐某某，女，29岁。主诉4年前妊娠期间痔疮开始经常性发作，就诊时肛门口可摸及痔核两粒，如蚕豆大，出血多，便秘，不能坐，兼有食少纳呆。因惧怕手术，经人介绍来推拿治疗。经望诊，患者面色萎黄，舌红苔黄，肛门口红肿充血。推拿1次后，即刻痛减大半，次日血止。4次后，两痔核消除。患者要求巩固治疗1疗程，之后便畅，面红润。后又复发，复发症状明显减轻，复推拿治疗8次，即愈。

第四章　泌尿生殖系统疾病

第一节　阳　痿

阳痿是指成年男子阴茎不能勃起或勃起不坚,不能进行正常性生活的一种疾病。少数患者由器质性病变引起,如生殖器畸形、损伤及睾丸病症;大多数患者由精神、心理、神经功能、不良嗜好、慢性疾病等因素致病,如手淫、房事过度、神经衰弱、生殖腺功能不全、糖尿病、长期饮酒、过量吸烟等。大体可分为虚证阳痿及实证阳痿两型。

一、实证

（一）症状

阴茎虽勃起,但时间短暂,每多早泄,阴囊潮湿、有异味,下肢酸重,小便赤黄,情绪抑郁或烦躁,舌红,苔白或黄腻,脉濡数。

（二）治法

1. 选穴

天枢、丰隆、足三里、阴陵泉、大肠俞、膀胱俞、太阳、神门、大陵（见图4-1-1至图4-1-5）。

2. 定位

天枢:在腹中部,距脐中2寸。

丰隆:在小腿前外侧,当外踝尖上8寸,距胫骨前缘2横指。

足三里:在小腿前外侧,当犊鼻下3寸,距胫骨前缘1横指。

阴陵泉:在小腿内侧,当胫骨内侧髁后下方凹陷处。

大肠俞:在腰部第4腰椎棘突下,旁开1.5寸。

膀胱俞:在骶部,当骶正中棘旁开1.5寸,平第2骶后孔。

太阳:在头颞部,当眉梢与目外眦之间,向后约1横指的凹陷处。

神门:在腕部,腕掌侧横纹尺侧端,尺侧腕屈肌腱的桡侧凹陷处。

第四章 泌尿生殖系统疾病

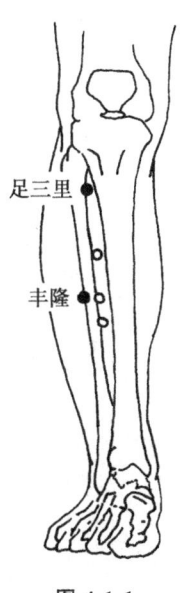

图 4-1-1

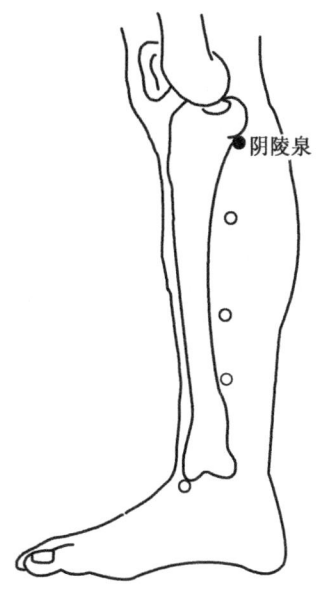

图 4-1-2

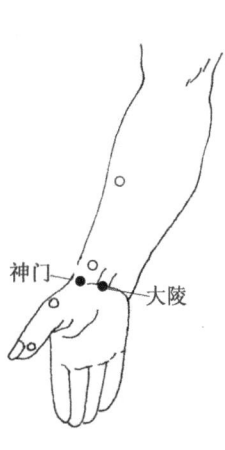

图 4-1-3

图 4-1-4

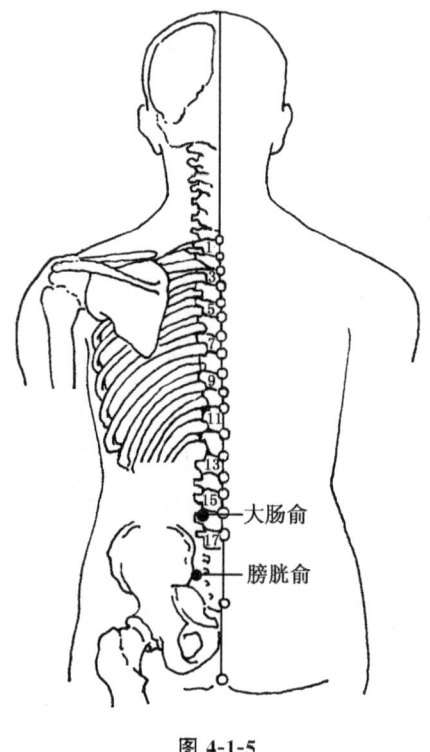

图 4-1-5

大陵:在腕横纹的中点处,当掌长肌腱与桡侧腕屈肌腱之间。

3. 操作方法

指按揉天枢、丰隆、足三里、阴陵泉、大肠俞、膀胱俞,每穴 1~2 分钟。掌摩下腹部,约 5 分钟。指按揉太阳、神门、大陵,每穴约 1~2 分钟。用拿法拿上肢内侧肌肉,约 2 分钟。

二、虚证

(一)症状

阴茎勃起困难,时时滑精,精薄清冷,头晕耳鸣,心跳不自主加快,自觉吸气不够,面色苍白,精神不振,腰膝酸软,畏寒肢冷,舌淡,苔薄白,脉沉细弱无力。

（二）治法

1. 选穴

神阙、气海、关元、中极、心俞、脾俞、肾俞、命门、腰阳关（见图 4-1-6 至图 4-1-7）。

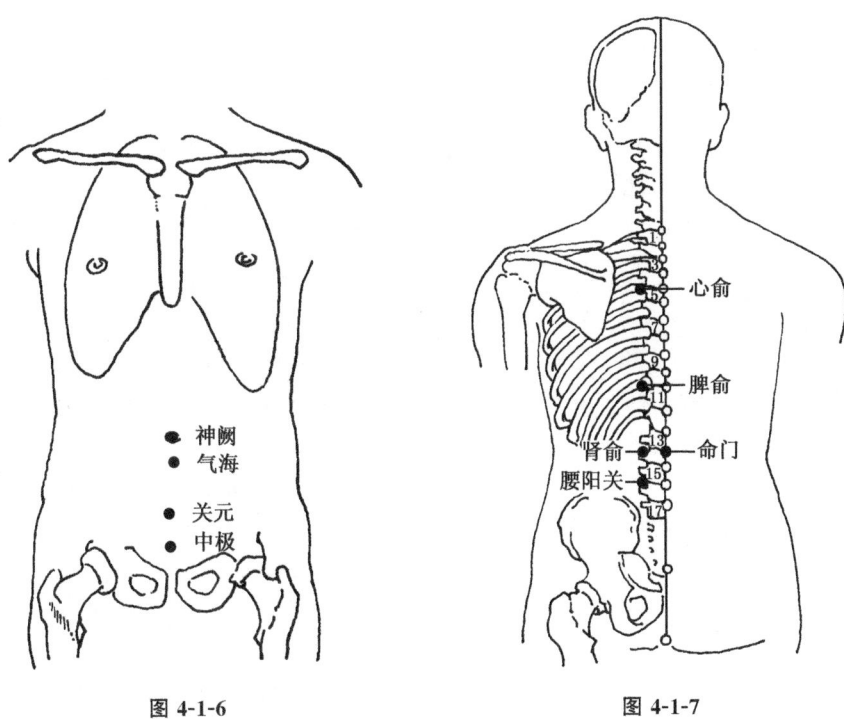

图 4-1-6　　　　　　　　　图 4-1-7

2. 定位

神阙：在腹中部，脐中央。

气海：在下腹部，当前正中线上，当脐中下 1.5 寸。

关元：在下腹部，当前正中线上，当脐中下 3 寸。

中极：在下腹部，当前正中线上，当脐中下 4 寸。

心俞：在背部 5 胸椎棘突下，旁开 1.5 寸。

脾俞：在背部 11 胸椎棘突下，旁开 1.5 寸。

肾俞：在腰部 2 腰椎棘突下，旁开 1.5 寸。

命门：腰部，当后正中线上，第 2 腰椎棘突下凹陷中。

腰阳关：在腰部，当后正中线上，第 4 腰椎棘突下凹陷中。

3. 操作方法

患者仰卧位,医者先用掌根揉神阙穴5分钟左右;然后用一指禅推法推气海、关元、中极穴各2分钟左右;再用掌摩法摩下腹,以温热为度;最后掌振下腹部2分钟左右。患者俯卧位,医者用指揉法按揉心俞、脾俞、肾俞、命门,每穴约1~2分钟。擦腰阳关穴,以透热为度。

三、注意事项

(1)消除紧张恐惧心理,保持心情愉快舒畅。

(2)要树立战胜疾病的信心,特别是夫妻之间要互相关怀体贴;要劳逸结合,适当参加体育锻炼和体力劳动。

(3)生活要有规律,戒除烟酒;清心寡欲,戒除手淫,节制房事。

四、病例

李某,男,31岁。近2个月来因工作不顺利导致同房一直不成功,阴茎不能勃起,曾在西医院接受治疗,确诊为功能性阳痿,服西药和接受心理治疗皆无效。精神不振,腰酸腿软,纳差,舌淡白,脉沉细。以虚证进行推拿治疗,配合适当心理指导和性知识介绍。1周后症状改善,共治疗10次,性生活恢复正常。随访半年,性生活满意。

第二节 遗 精

遗精是指无性交而精液自行外泄的一种男性疾病。有梦(睡眠时)而精液外泄者为梦遗;无梦(清醒时)而精液外泄者为滑精,无论是梦遗还是滑精统称为遗精。在未婚男青年中80%~90%的人有遗精现象,一般1周不超过1次属正常的生理现象;如果1周数次或1日数次,并伴有精神委靡、腰酸腿软、心慌气喘,则属于病理性。

一、推拿治疗

(一)症状

梦境纷纭,阳事易举,遗精有一夜数次,或数夜一次,或兼早泄,伴有头晕、心烦少寐、腰酸耳鸣、小便黄、舌红、苔薄少、脉细数。

（二）治法

1. 选穴

神阙、中极、关元、气海、肾俞、命门、志室、八髎、三阴交、太溪（见图 4-2-1 至图 4-2-3）。

2. 定位

神阙：在腹中部，脐中央。

中极：在下腹部，当前正中线上，当脐中下 4 寸。

关元：在下腹部，当前正中线上，当脐中下 3 寸。

气海：在下腹部，当前正中线上，当脐中下 1.5 寸。

肾俞：在腰部 2 腰椎棘突下，旁开 1.5 寸。

命门：腰部，当后正中线上，第 2 腰椎棘突下凹陷中。

志室：在腰部第 2 腰椎棘突下，旁开 3 寸。

上髎：在骶部，当髂后上棘与后正中线之间，适对第 1 骶后孔处。

次髎：在骶部，当髂后上棘内下方，适对第 2 骶后孔处。

中髎：在骶部，当次髎下内方，适对第 3 骶后孔处。

下髎：在骶部，当中髎下内方，适对第 4 骶后孔处。

三阴交：在小腿内侧，当足内踝尖上 3 寸，胫骨内侧缘后方。

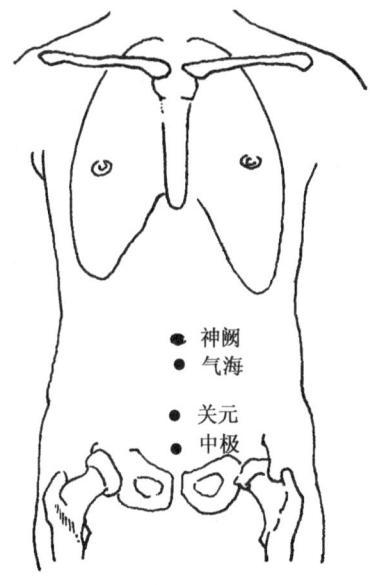

图 4-2-1

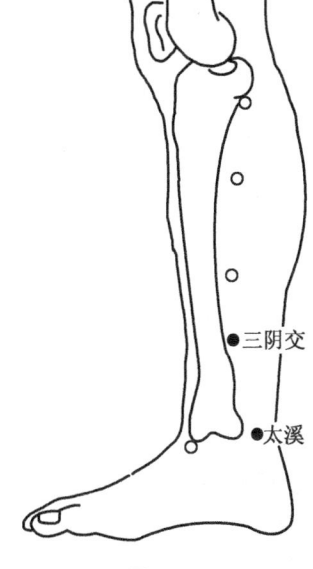

图 4-2-2

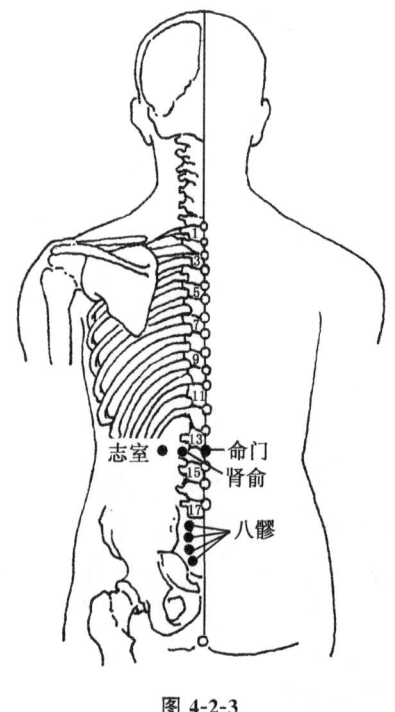

图 4-2-3

太溪：在足内侧内踝后方，当内踝尖与跟腱的凹陷处。

3. 操作方法

患者仰卧位，医者先用掌根揉法在神阙穴施术，以脐下有温热感为度。再用掌摩法摩小腹部，约5分钟。然后按揉中极、气海、关元各1～2分钟。患者俯卧位，医者用㨰法在患者腰骶部治疗，约5分钟。用指按揉肾俞、命门1～2分钟。用擦法横擦肾俞、命门、八髎穴部位，以透热为度。用指按揉法按揉三阴交、太溪各1～2分钟。用㨰法在大腿、小腿内侧施术、时间约3分钟。

二、注意事项

（1）患者应积极配合，调摄心神，排除杂念，清心寡欲，戒除手淫，节制房事，这是配合推拿治疗遗精的关键，否则疗效不佳。

（2）睡前用温水洗脚，夜晚进食不宜过饱；睡眠时最好侧卧，床铺不宜过暖过软，被褥不宜过厚。

（3）适当进行体育锻炼和体力劳动，避免过度的脑力劳动；少食辛辣刺激性食品,戒烟酒。

三、病例

陈某,男,35 岁。患者因梦遗 3 年,每周约 5 次来诊。见其脉弦、舌尖红苔黄腻,且夜难入睡,知为君相火旺之象,遂为之点按肾俞、次髎、太溪等穴。指按肾俞穴时应向脊柱缘方向内上方点按,使酸胀感传至小腹部。其他穴位均使用强刺激手法。每日 1 次,连续治疗 15 日后遗精减,治疗 25 日后遗精止。随访未复发。

第三节 慢性前列腺炎

慢性前列腺炎是男性泌尿和生殖系统常见病之一,多发于 20~50 岁的人群。慢性前列腺炎有排尿延迟、尿后滴尿或滴出白色前列腺液、遗精、早泄、阳痿等症状。

一、推拿治疗

(一)症状

小便次数增多,余沥不尽,或小便浑浊,排尿延迟,或见尿道有涩热感、口渴等,或伴有遗精、早泄、阳痿等症状,舌红,苔黄腻,脉滑数。

(二)治法

1. 选穴

气海、关元、曲骨、气冲、归来、天枢(见图 4-3-1)。

2. 定位

气海:在下腹部,当前正中线上,脐中下 1.5 寸。

关元:在下腹部,当前正中线上,脐中下 3 寸。

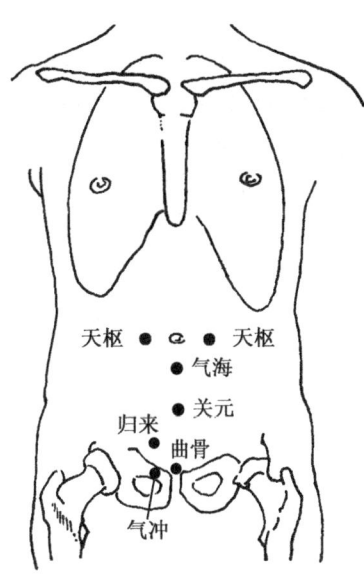

图 4-3-1

曲骨:在下腹部,当前正中线上,耻骨联合的上缘中点处。

气冲：在腹股沟稍上方，当脐中下5寸，距前正中线2寸。

归来：在下腹部，当脐中下4寸，距前正中线2寸。

天枢：在腹中部，距脐中2寸。

3. 操作方法

第一步：患者取仰卧位。①按摩全腹：术者以单掌从脐周以顺时针逐渐向外在整个腹部环形摩动，要求频率掌握在120次/分，力度要轻，不带动患者皮肤，操作时间为2分钟。②鱼际揉下腹：术者以掌根小鱼际或大鱼际吸定穴位进行揉动，按脐周—气海—关元—曲骨—气冲、归来、天枢（双侧）的顺序进行揉动，要求频率掌握在120次/分，力度以患者能耐受为度，操作时间为18分钟。③揉捏大腿内侧肌：术者自下而上以两手揉捏大腿内侧肌，要求力道作用到肌层，力度以患者耐受为度，操作时间为2分钟。

第二步：患者取俯卧位。①术者两手置于患者两侧膀胱经进行自上而下的推法，做5～7遍，力度要作用到肌层，带动皮肤缓慢推动，以感觉手下不滞涩为度。②腰部直搓法：术者两手全掌着力置于患者腰部脊柱两旁，指端向下从两侧脾俞搓至尾骨端，力度不宜过大，动作应灵活而连贯，操作时间为2分钟。③掌揉八髎：术者以掌根对患者八髎穴进行环形揉动，要求力度带动皮下组织，频率在120次/分，操作时间为4分钟。④横擦腰骶部：术者单手全手掌着力置于患者腰骶部，指端朝向侧方进行左右擦动，力度应均匀适中，频率保持在120次/分，以透热为度。

二、注意事项

(1) 保持良好的心态，一旦患病切不可乱投医。

(2) 注意饮食结构、营养均衡，劳逸结合。

(3) 忌烟酒、辣椒、大蒜、芹菜、萝卜等食物。

(4) 注意不能久坐、熬夜、酗酒。

(5) 性生活应规律、节制，但如夫妻长久分居也不利于前列腺康复，且易复发。

三、病例

谢某，男，45岁，工人。有慢性前列腺炎病史2年，近2周来尿频、尿急，小便剧痛，伴会阴部胀痛，便后尿道口有白色分泌物，腰酸腿软，神疲乏力，性欲减退。肛诊前列腺液检查、前列腺B超检查，以及前列腺液培养符合慢性前列腺炎,诊断明确。给西药治疗,症状未缓解,而转诊本处。以上法推拿治疗10次后,各种症状消失,前列腺检查、前列腺液培养均阴性,而后巩固治疗15次,做前列腺液检查正常。随访1年未见复发。

第四节　泌尿系结石

泌尿系结石是指肾结石、输尿管结石及膀胱结石的总称。肾结石,多因尿液胶体和晶体物质失调、尿液盐类代谢紊乱、尿路梗阻、尿路感染、尿路异物等引发。输尿管结石,多因肾结石下移而继发。膀胱结石,多呈继发性和地区性。泌尿系结石的临床表现为:尿频、尿急、尿痛,血尿,腰腹绞痛、剧痛难忍,多呈阵发性剧烈发作,患者坐立不安,面色苍白,恶心呕吐,冷汗淋漓,疼痛可沿输尿管向大腿内侧及外生殖器部位放射。膀胱结石还会引起排尿突然中断,尿道剧痛和尿潴留。

一、推拿治疗

(一)症状

尿中时夹有砂石,小便艰涩,或排尿时突然中断,尿道疼痛,少腹拘急,或腰腹绞痛,尿中带血,舌红,苔黄腻,脉滑数。

(二)治法

1. 选穴

肾俞、膀胱俞、八髎、中极、关元、委阳、照海、足三里(见图4-4-1至图4-4-2等)。

2. 定位

肾俞:在腰部2腰椎棘突下,旁开1.5寸。

膀胱俞:在骶部,当骶正中嵴旁开1.5寸,平第1骶后孔。

上髎:在骶部,当髂后上棘与后正中线之间,适对第1骶后孔处。

次髎:在骶部,当髂后上棘内下方,适对第2骶后孔处。

中髎:在骶部,当次髎下内方,适对第3骶后孔处。

下髎:在骶部,当中髎下内方,适对第4骶后孔处。

中极:在下腹部,当前正中线上,脐中下4寸。

关元:在下腹部,当前正中线上,脐中下3寸。

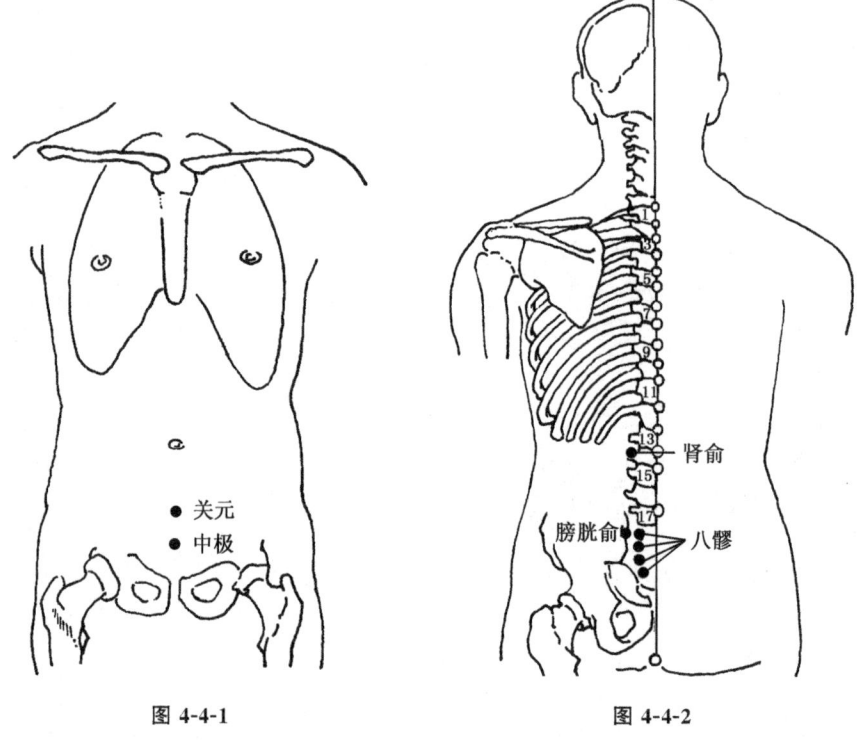

图 4-4-1　　　　　　　　图 4-4-2

委阳：在腘横纹外侧端，当股二头肌腱的内侧。

照海：在足内侧，当内踝尖下凹陷处。

足三里：在小腿前外侧，当犊鼻下3寸，距胫骨前缘1横指。

3. 操作方法

患者仰卧位，医者用一指禅推法或指按揉法在肾俞、膀胱俞处施术，每穴约2分钟。用掌按揉法按揉腰骶部八髎穴3分钟左右。患者俯卧位，医者用一指禅推法或指按揉法在中极、关元处施术，每穴约2分钟。用掌摩法在小腹部施术3分钟左右。用点法点委阳、照海、足三里各2分钟左右，用力以酸胀为度。用拿法拿下肢后侧、外侧肌肉5分钟左右。

二、注意事项

(1) 多饮水，饮食宜清淡，忌肥甘、辛辣之品。

(2) 禁忌房事，避免过度疲劳；注意妊娠及产后卫生。

(3) 保持心情舒畅，防止情志内伤。克服忍尿的不良习惯。

三、病例

患者杜某,男,46岁。主诉左下腹绞痛1天。于昨日晚无明显诱因突然出现左下腹绞痛,向腹股沟部放射,疼痛剧烈,大汗淋漓,伴恶心、呕吐,伴尿频、尿急、尿痛。B超检查示:左肾体积增大,窦区光总分离,直径1.5cm暗区相互连通,左输尿管扩张0.8cm。X线腹部平片检查示:输尿管中下段髂嵴水平处,可见一豆粒大小致密影。结石肾造影片示结石影位于输尿管内,其上段管腔较宽。尿常规:蛋白(±),BCD(±)。西医诊断:输尿管结石。中医诊断:石淋。以上法治疗1次后,复查X线腹部平片示:盆腔内相当于左输尿管于输尿管膀胱开口处,见一豆粒大小致密影。再治疗3天,排出一豆粒大小结石,复查X线腹部平片及B超示结石消失。后嘱患者养成良好生活习惯,此后随访未见复发。

第五节　水肿(肾炎)

肾炎是由溶血性链球菌感染后引发的一种变态反应性疾病,分急性肾炎(中医称阳水)和慢性肾炎(中医称阴水)两种。肾炎的起因多为肺、脾、肾3脏的气化功能失调,导致水液潴留过量而引起水肿。急性肾炎发病急骤,慢性肾炎则反复迁延,甚至持续数月至数年。肾炎的临床表现为:初起头面、眼睑水肿,继而肿及四肢、全身,并伴有血尿、贫血、蛋白尿、高血压、大小便不利;晚期出现眼底病变及肾功能不全。急性期上半身浮肿明显,慢性期腰部以下浮肿明显。

一、推拿治疗

(一)症状

身肿,腰以下为甚,按之凹陷不易恢复,小便短少,面色萎黄,胃口差,大便质稀,伴有神疲肢冷,脘腹胀闷,或有不自主心跳加快、气促、腰部冷痛酸重,面色苍白或灰黯,舌淡,苔白腻,脉沉缓或沉弱。

(二)治法

1. 选穴

大椎、长强、腰阳关、大杼、八髎、肺俞、肾俞、脾俞、足三里、三阴交、涌泉、气海、建里、梁门、天枢。

2. 定位

大椎：在背部正中线上，第7颈椎棘突下凹陷中（见图4-5-1至图4-5-2）。

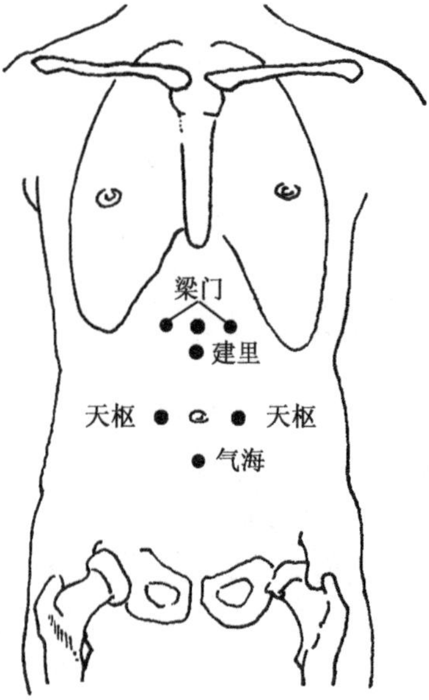

图 4-5-1

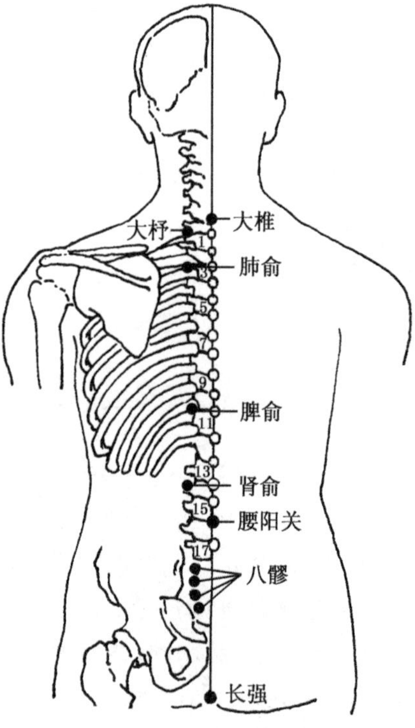

图 4-5-2

长强：在尾骨端下，当尾骨端与肛门连线的中点处。

腰阳关：在腰部，后正中线上，第4腰椎棘突下凹陷中。

大杼：在背部第1胸椎棘突下，旁开1.5寸。

上髎：在骶部，当髂后上棘与后正中线之间，适对第1骶后孔处。

次髎：在骶部，当髂后上棘内下方，适对第2骶后孔处。

中髎：在骶部，当次髎下内方，适对第3骶后孔处。

下髎：在骶部，当中髎下内方，适对第4骶后孔处。

肺俞：在背部第3胸椎棘突下，旁开1.5寸。

肾俞：在腰部第2腰椎棘突下，旁开1.5寸。

脾俞：在背部第11胸椎棘突下，旁开1.5寸。

足三里：在小腿前外侧，当犊鼻下3寸，距胫骨前缘1横指。

三阴交：在小腿内侧，当足内踝尖上3寸，胫骨内侧缘后方。

涌泉：在足底部，卷足时，足前部凹陷处，约当足底第2、第3趾趾缝纹头端与足根连线的前1/3与后2/3的交点上。

气海：在下腹部，当前正中线上，脐中下1.5寸。

建里：在上腹部，前正中线上，当脐中上3寸。

梁门：在上腹部，当脐中上4寸，距前正中线4寸。

天枢：在腹中部，距脐中2寸。

3. 操作方法

从大椎穴开始向下点按督脉至长强穴共5遍，掌推督脉5～10次，自大椎穴推至腰阳关处，以透热为度。从大杼穴开始，用双拇指从上向下点按两侧膀胱经至八髎穴共5遍，按揉双侧华佗夹脊穴5遍，点按肺俞、肾俞、脾俞，力度稍大于其他部位。点揉双侧足三里、三阴交各2分钟，擦双侧涌泉穴各100次。病人取仰卧位依次按揉腹部气海穴、建里穴、双侧梁门穴、双侧天枢穴，各3分钟。运腹：用双手掌张开平放于腹部，以掌根下压将腹部向左侧推动，然后余指下压，掌根微抬，并将腹部拉向右侧推，如此反复将肠及内容物充分运动起来，持续数分钟。

二、注意事项

（1）慢性肾炎病程较长，易反复发作，应鼓励病人增强与疾病作斗争的信心，密切配合治疗，战胜疾病。

（2）休息和工作，患者一旦确诊为慢性肾炎，在开始阶段不论症状轻重，都应以休息为主积极治疗，定期随访观察病情变化。

（3）饮食：慢性肾炎急性发作，水肿或高血压者应限制食盐摄入量，每日以2～4g为宜，高度水肿者应控制在每日2g以下，咸鱼、各种咸菜均应忌用。待水肿消退后钠盐量再逐步增加。

三、病例

陈某，女，51岁。突发下肢浮肿1月余，经西医治疗效果不显著。尿常规检查无异常，心电图检查正常，舌苔淡红，脉象沉细。诊断为更年期水肿（肾虚型）。以上法治疗，间日1次，10次为1疗程。3次后水肿消退，10次后恢复正常。半年后随访无复发。

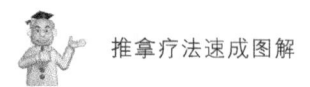

第六节 尿潴留(癃闭)

尿潴留是指膀胱内潴留大量尿液而不能排出的一种病症,属于传统医学的"癃闭"范畴。传统医学认为,小便量少,点滴而下,病势较缓者称为"癃";小便闭塞,点滴不通,病势较急者称为"闭"。癃为闭之缓,闭为癃之甚,其性则一,故统称为"癃闭"。现代医学认为,本病具有发病迅速,病势较急,膀胱区有锐利疼痛和高度尿意,但不能排尿的特点。发病原因有机械性梗阻和动力性梗阻两类。前者通常因尿道及膀胱有器质性病变导致;后者由排尿功能障碍所引起。

一、推拿治疗

(一)症状

小便点滴不通,或量少而短赤灼热,小腹胀满,口苦口黏,或口渴不欲饮,或大便不通,舌红,苔薄黄,脉滑数。

(二)治法

1. 选穴

中极、关元、气海、髀关、足五里、三阴交、阴陵泉、膀胱俞(见图 4-6-1 至图 4-6-3 等)。

2. 定位

中极:在下腹部,当前正中线上,脐中下 4 寸。

关元:在下腹部,当前正中线上,脐中下 3 寸。

气海:在下腹部,当前正中线上,脐中下 1.5 寸。

髀关:在大腿前面,当髂前上棘与髌底外侧端的连线上,屈股时平会阴,距缝匠肌外侧凹陷处。

足五里:在大腿内侧,当气冲直下 3 寸,大腿跟部,耻骨结节的下方,长收肌的外缘。

三阴交:在小腿内侧,当足内踝尖上 3 寸,胫骨内侧缘后方。

阴陵泉:在小腿内侧,当胫骨内侧髁后下方凹陷处。

膀胱俞:在骶部,当骶正中嵴旁开 1.5 寸,平第 1 骶后孔。

3. 操作方法

第四章　泌尿生殖系统疾病

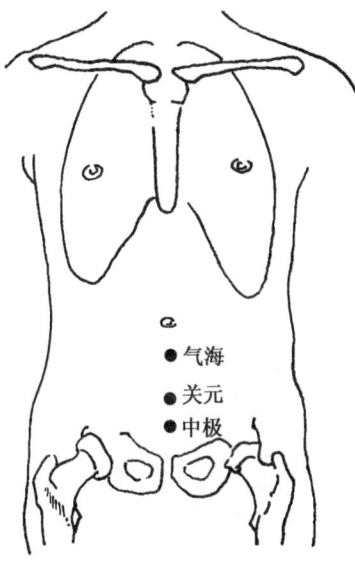

图 4-6-1

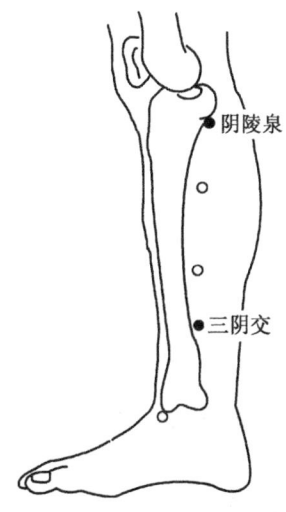

图 4-6-2

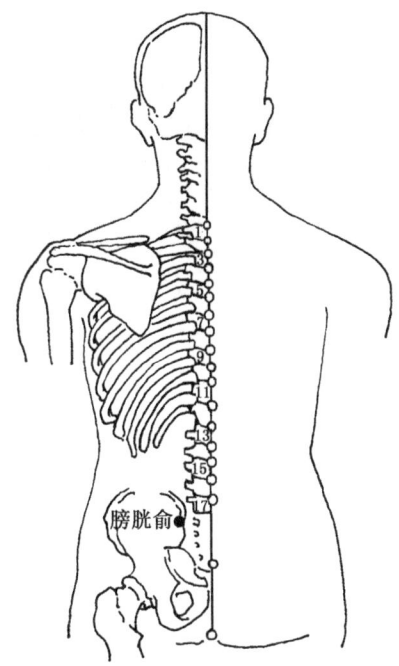

图 4-6-3

患者仰卧位,医者用掌摩法顺时针方向摩小腹,约 6 分钟。一指禅或指按揉中极、气海、关元,每穴约 1 分钟。

二、注意事项

(1)推拿疗法对膀胱充盈性尿潴留具有明显的效果,但是对真性无尿(如尿毒症等),目前尚不能治疗。

(2)在推拿治疗过程中,医生手法要轻柔、缓和,用劲深沉。病人宜保持冷静,配合医生手法治疗,同时应戒烟酒,少食辛辣刺激之品,节制房事。

三、病例

谢某,女,75 岁。患者以小便闭塞不通半天为主诉。于两天前因"胃肠炎"服"痢特灵"后,于前日下午起未有小便排出,经自行热敷下腹部无效,遂来诊治。来诊时症见:小便闭塞不通,时欲小便而不得出,小腹坠胀,精神疲乏,面色苍白,坐卧不安,气短而语声低细,舌淡胖,苔白,脉细弱。体查:表情痛苦,膀胱拒按,叩诊浊音区在耻骨联合上 4 横指,除膀胱充盈外,未扪及其他包块。诊断:中医:癃闭。西医:急性尿潴留。以上法治疗 20 分钟后患者排出小便 300ml,相隔 20 分钟,再排出小便 400ml。为巩固疗效,用天灸药粉敷贴肾俞、命门、腰阳关穴,贴药后继而排出小便 300ml,排后患者自觉轻松,面色转红,精神愉快。随访未见复发。

第五章 妇儿科疾病

第一节 月经不调

月经不调是指月经的周期、时间长短,月经的颜色、多少、质地等发生异常改变的一种妇科常见疾病。临床表现为月经时间的提前或延后、量或多或少、颜色或鲜红或淡红、经质或清稀或赤稠,并伴有头晕、心跳快、心胸烦闷,容易发怒,夜晚睡眠不好,小腹胀满、腰酸腰痛,精神疲倦等症状。大多患者都由于体质虚弱、内分泌失调所致。一般分为肾虚、气滞血瘀、血热3型。

一、肾虚

(一)症状

月经周期先后无定,量少,色淡红或黯红,经质清稀。腰膝酸软,足跟痛,头晕耳鸣,或小腹自觉发冷,或夜尿较多,舌淡,苔薄白,脉沉细无力。

(二)治法

1. 选穴
关元、气海、中极、肝俞、脾俞、肾俞、三阴交(见图5-1-1至图5-1-3)。

2. 定位
关元:在下腹部,当前正中线上,脐中下3寸。
气海:在下腹部,当前正中线上,脐中下1.5寸。
中极:在下腹部,当前正中线上,脐中下4寸。
肝俞:在背部第9胸椎棘突下,旁开1.5寸。
脾俞:在背部第11胸椎棘突下,旁开1.5寸。
肾俞:在腰部第2腰椎棘突下,旁开1.5寸。
三阴交:在小腿内侧,当足内踝尖上3寸,胫骨内侧缘后方。

3. 操作方法

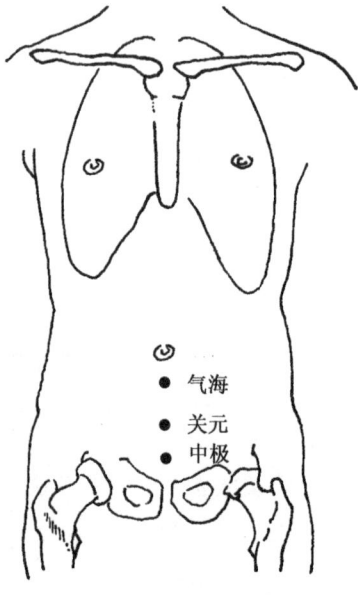

图 5-1-1

图 5-1-2

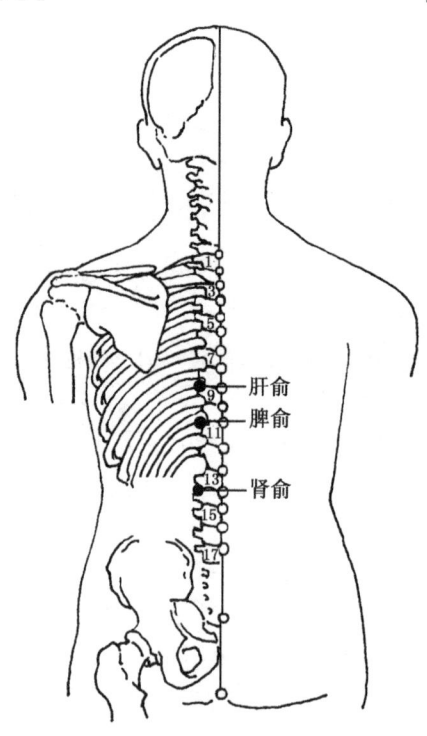

图 5-1-3

患者仰卧位,医者坐于右侧。先用一指禅推法或揉法于气海、关元、中极等穴,每穴约1分钟,以得气为度;然后用摩法顺时针方向摩小腹,时间约6～8分钟。用双拇指按揉三阴交,每穴约1分钟左右,以酸胀为度。患者俯卧位,医者用一指禅推法施术于背部两侧膀胱经,重点在脾俞、肝俞、肾俞等处,时间约3～5分钟;然后用按揉法于脾俞、肝俞、肾俞等穴,每穴约1分钟,以得气为度。

二、气滞血瘀

(一)症状

月经或提前或延后,经量或多或少,颜色紫红,有血块,月经过程不顺利;或伴小腹疼痛,怕按;或有胁肋部、乳房、少腹等胀痛,胸部不舒服,舌黯,可见瘀点,苔白,脉弦涩。

(二)治法

1. 选穴
章门、期门、膈俞、肝俞、肾俞、命门、神阙(见图5-1-4)。

2. 定位
章门:在侧腹部,第11肋游离端的下方。
期门:在胸部,当乳头直下,第6肋间隙,前正中线旁开4寸。
膈俞:在背部第7胸椎棘突下,旁开1.5寸。
肝俞:见前。
肾俞:见前。
命门:腰部,当后正中线上,第2腰椎棘突下凹陷中。
神阙:在腹中部,脐中央。

3. 操作方法
用掌按法施术于神阙穴,持续按压3～5分钟,使患者下腹部出现发热感。用掌擦法,施术于背部督脉和肾俞、命门部位,反复摩擦1～2分钟,以皮肤透热为度。用拇指按揉法施术于章门、期门穴约2分钟。用拇指按揉膈俞、肝俞,操作3～5分钟。

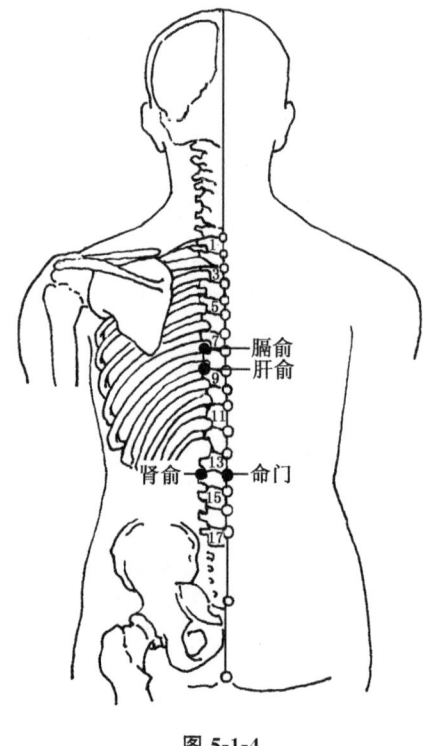

图 5-1-4

三、血热

（一）症状

月经提前，量多，颜色深红或紫红，质稠黏，有血块；伴心胸烦闷，容易发怒，面色发红，口干，小便短黄，大便秘结，舌红，苔黄，脉数。

（二）治法

1. 选穴

大敦、行间、隐白、三阴交、解溪、血海、肝俞、胃俞、大肠俞（见图 5-1-5 至图 5-1-7）。

2. 定位

大敦：在足大趾末节外侧，距趾甲角 0.1 寸。

行间：在足背侧，当第 1、第 2 趾间，趾蹼缘的后方，赤白肉际处。

隐白：在足大趾末节内侧，距趾甲角 0.1 寸。

第五章 妇儿科疾病

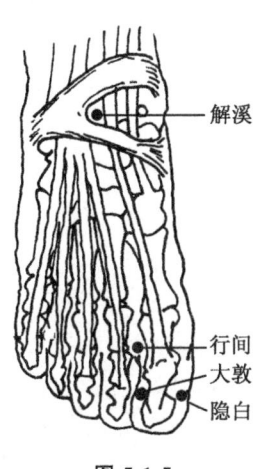

图 5-1-5

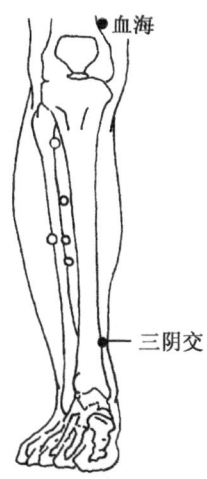

图 5-1-6

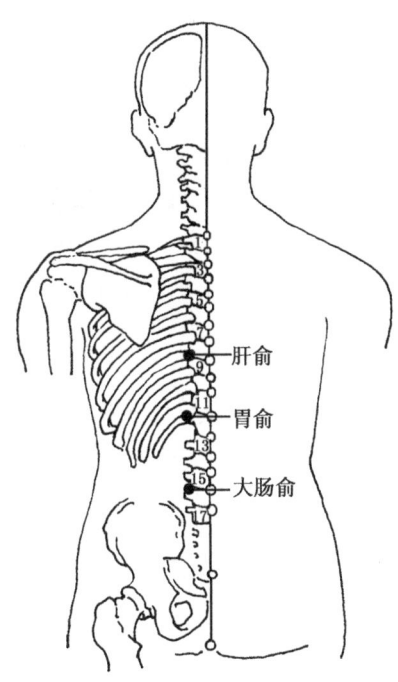

图 5-1-7

三阴交:在小腿内侧,当足内踝尖上 3 寸,胫骨内侧缘后方。

解溪:在足背与小腿交界处的横纹中央凹陷处,当拇长伸肌腱与趾长伸肌腱之间。

血海:屈膝,在大腿内侧,髌底内侧端上 2 寸,当股四头肌内侧头的凹陷处。

肝俞:见前。

胃俞:在背部第 12 胸椎棘突下,旁开 1.5 寸。

大肠俞:在腰部第 4 腰椎棘突下,旁开 1.5 寸。

3. 操作方法

用拇指按揉施术于大敦、行间、隐白、三阴交、解溪、血海等穴,每穴操作约 1 分钟,以得气为度。用拇指或食指、中指按揉肝俞、胃俞、大肠俞,操作 3～5 分钟。

四、注意事项

(1)操作时动作宜和缓从容,循序渐进,切忌动作粗暴,急于求成。

(2)推拿宜在经期前后进行。注意调节饮食,避免暴饮暴食或过食肥甘厚味、生冷寒凉、辛辣之品。

(3)注意气候环境变化,不要着凉,但亦不宜过热。

(4)保持心情舒畅,避免情志过极、扰及冲任而发本病。

(5)注意休息,不宜过度疲劳或剧烈运动。避免房劳过度,以免损伤冲任及肾气。

五、病例

杜某,28 岁,已婚。诉月经先期,量多 4 个月余。4 个多月来,月经每隔 17～20 天一至,经期为 4～5 天,经血颜色紫红,质稠黏,时夹血块,量一次比一次增多。此次 1 天内需换卫生巾 2～3 个,伴心烦易怒,口干不欲饮,平素白带多,间有色黄。诊见诸症如前,经期已经 3 天,但量多未减,形体较壮,精神尚可,舌红苔薄黄,脉弦细数。诊为月经先期伴经量过多,证属血热型,以推拿法治疗 1 个月经周期,再次月经量比前次显著减少,但比以往正常时略多,色泽红,质黏稠,舌红苔薄,脉细数。经净后,再行推拿治疗至下次月经来潮。随访 3 个月,月经周期、经量均正常。

第五章 妇儿科疾病

第二节 痛 经

痛经是指妇女月经来潮时及行经前后出现小腹胀痛和下腹剧痛等症状。痛经有原发性和继发性之分,原发性痛经是指月经初潮时就有发生,妇检时生殖器官并无器质性病变;继发性痛经是因子宫内膜移位,急慢性盆腔炎,子宫狭窄、阻塞等生殖器官器质性病变所引起的疼痛。按病因、疼痛性质及其发生时间不同主要分为气滞血瘀、寒湿凝滞及气血虚弱 3 型。

一、气滞血瘀

(一)症状

经前或行经第 1、第 2 天,小腹胀痛、怕按,甚则小腹剧痛而发生恶心、呕吐,伴胸胁作胀,或经量少,或经行不畅,经色紫黯有块,血块排出后痛减,经净疼痛消失,舌黯,可见瘀点,苔薄白,脉弦涩。

(二)治法

1. 选穴

气海、关元、肾俞、八髎、期门、章门、肝俞、膈俞(见图 5-2-1 至图 5-2-3)。

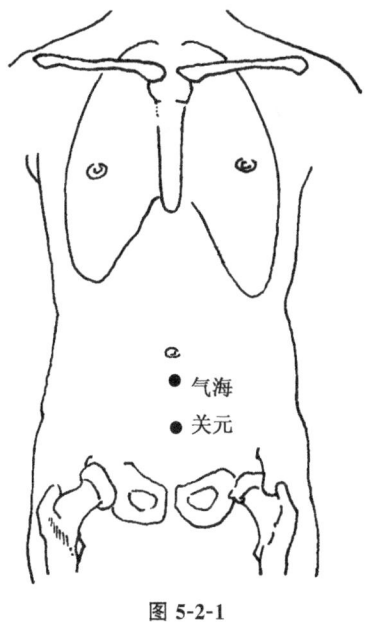

图 5-2-1

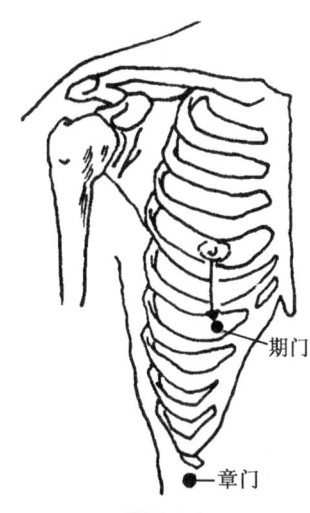

图 5-2-2

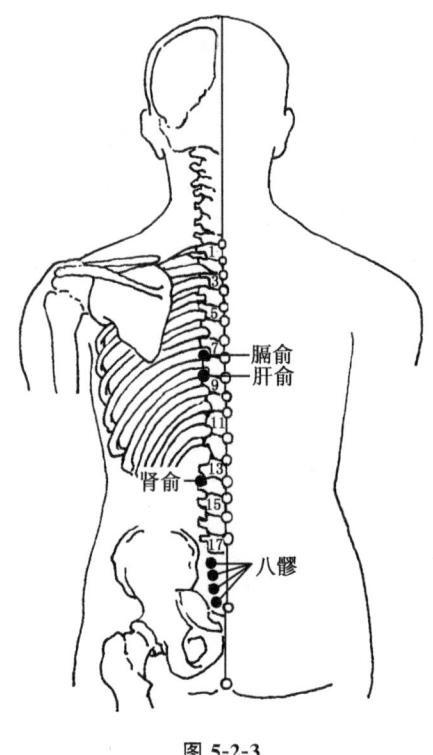

图 5-2-3

2. 定位

气海：在下腹部，当前正中线上，脐中下 1.5 寸。

关元：在下腹部，当前正中线上，脐中下 3 寸。

肾俞：在腰部第 2 腰椎棘突下，旁开 1.5 寸。

上髎：在骶部，当髂后上棘与后正中线之间，适对第 1 骶后孔处。

次髎：在骶部，当髂后上棘内下方，适对第 2 骶后孔处。

中髎：在骶部，当次髎下内方，适对第 3 骶后孔处。

下髎：在骶部，当中髎下内方，适对第 4 骶后孔处。

期门：在胸部，当乳头直下，第 6 肋间隙，前正中线旁开 4 寸。

章门：在侧腹部，第 11 肋游离端的下方。

肝俞：在背部第 9 胸椎棘突下，旁开 1.5 寸。

膈俞：在背部第 7 胸椎棘突下，旁开 1.5 寸。

3. 操作方法

患者仰卧位，医者站于其右侧，用**滚法**在腰部脊柱两旁及骶部治疗，时间约 4~5 分钟。然后用一指禅推法或按法治疗肾俞、八髎,以酸胀为度,再在骶部八髎穴用横擦法治疗,以透热为度。按揉章门、期门、肝俞、膈俞,每穴约半分钟。拿血海、三阴交,以酸胀为度。

二、寒湿凝滞

(一)症状

月经前数日或经期小腹自觉冷痛,得温热则疼痛减轻,按小腹觉疼痛加重,经量少,经色黯黑或有血块,或怕冷、身疼,舌淡紫,苔白腻。

(二)治法

1. 选穴

气海、关元、肾俞、八髎、命门、血海、三阴交。

2. 定位(见图 5-2-1、图 5-2-4、图 5-2-5)

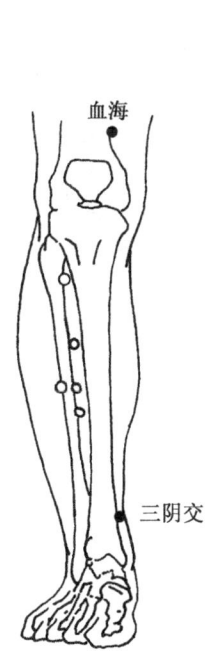

图 5-2-4

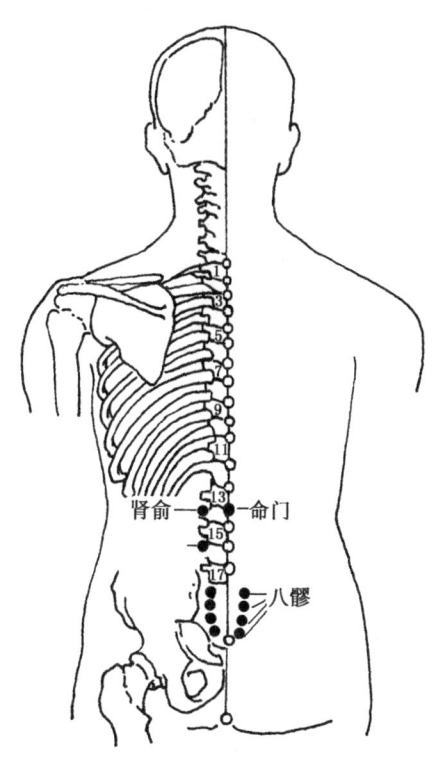

图 5-2-5

气海:同前。

关元:同前。

肾俞:同前。

上髎:同前。

次髎:同前。

中髎:同前。

下髎:同前。

命门:腰部,当后正中线上,第 2 腰椎棘突下凹陷中。

血海:屈膝,在大腿内侧,髌底内侧端上 2 寸,当股四头肌内侧头的凹陷处。

三阴交:在小腿内侧,当足内踝尖上 3 寸,胫骨内侧缘后方。

3. 操作方法

患者仰卧位,医者站于其右侧,用㨰法在腰部脊柱两旁及骶部治疗,时间约 4～5 分钟。然后用一指禅推法或按法治疗肾俞、八髎,以酸胀为度,再在骶部八髎穴用横擦法治疗,以透热为度。直擦背部督脉,横擦腰部肾俞、命门,以透热为度,按揉血海、三阴交,每穴约 15 分钟。

三、气血虚弱

(一)症状

经后一二日或经期小腹隐隐作痛,喜欢揉按腹部,月经量少,色淡质薄,或神疲无力,或面色差,或食少,大便清稀,舌淡,苔薄白,脉细弱。

(二)治法

1. 选穴

气海、关元、肾俞、八髎、中脘、脾俞、胃俞、足三里(见图 5-2-1、图 5-2-6 至图 5-2-8)。

2. 定位

气海:同前。

关元:同前。

肾俞:同前。

上髎:同前。

次髎:同前。

第五章 妇儿科疾病

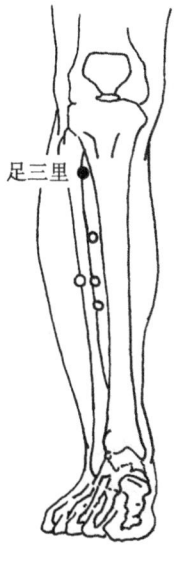

图 5-2-6

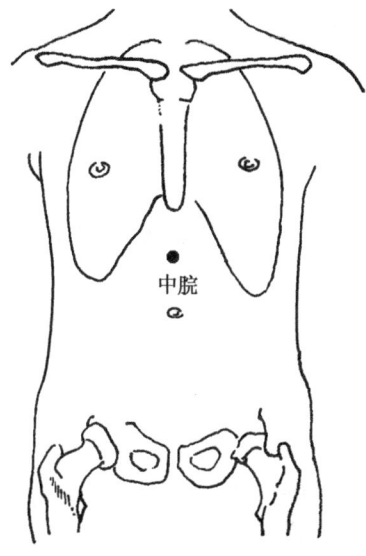

图 5-2-7

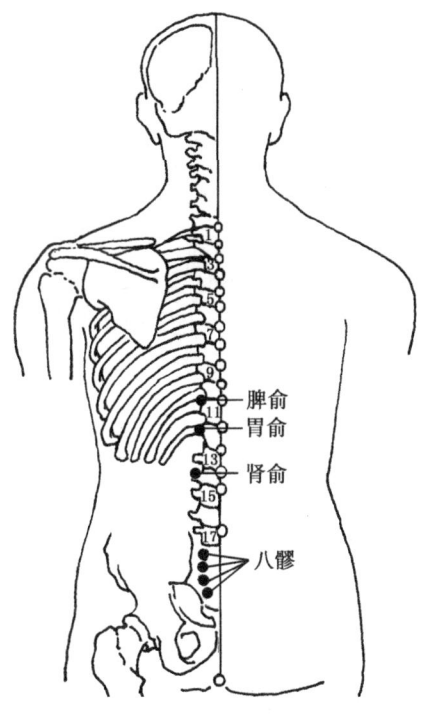

图 5-2-8

中髎：同前。

下髎：同前。

中脘：在上腹部，前正中线上，当脐中上4寸。

脾俞：在背部第11胸椎棘突下，旁开1.5寸。

胃俞：在背部第12胸椎棘突下，旁开1.5寸

足三里：在小腿前外侧，当犊鼻下3寸，距胫骨前缘1横指。

3. 操作方法

患者仰卧位，医者站于其右侧，用㨰法在腰部脊柱两旁及骶部治疗，时间约4～5分钟。然后用一指禅推法或按法治疗肾俞、八髎，以酸胀为度，再在骶部八髎穴用横擦法治疗，以透热为度。直擦背部督脉，横擦右侧背部，以透热为度。摩腹时加揉中脘2～3分钟，按揉脾俞、胃俞、足三里，每穴约1分钟。

四、注意事项

(1)在经期注意保暖，避免寒冷，注意经期卫生。

(2)适当休息，不要过度疲劳。

(3)情绪安定，避免暴怒、忧郁。

(4)经期注意调理饮食，忌食寒凉生冷食品。

(5)经期禁止房事。

五、病例

吴女士，33岁。由于行经期间在下班途中被大雨所淋，故每次行经时小腹剧烈疼痛。诊断为寒湿凝滞型。应用推摩腰骶部，然后按背俞穴，重点对肾俞、大肠俞及八髎穴，继以双手着于患者腹部做揉法，再以拇指点按患者关元、气海等穴各3分钟。治疗1个疗程后好转，3个疗程痊愈。

第三节　崩　　漏

崩漏是指妇女每次月经快结束时仍继续有下血症状，并且一直淋漓不断，或不在月经期内阴道大出血者。现代医学认为，崩漏是多种妇科疾病所表现的共有症状，如功能性子宫出血，女性生殖器炎症、肿瘤等所引发的阴道出血，都属于崩漏范畴。一般可以分为血热、血瘀及脾虚3型。

一、血热

（一）症状

经血不按月经正常时间而下，量多，或淋漓不净，色深红或紫红，质地黏稠，口渴喜饮水，自觉胸中烦热，或有发热，小便黄或大便干结，舌红，苔黄腻，脉洪数或滑数。

（二）治法

1. 选穴
三阴交、血海、膈俞、大敦、行间、期门（见图 5-3-1 至图 5-3-4）。

2. 定位
三阴交：在小腿内侧，当足内踝尖上 3 寸，胫骨内侧缘后方。

血海：屈膝，在大腿内侧，髌底内侧端上 2 寸，当股四头肌内侧头的凹陷处。

膈俞：在背部，当第 7 胸椎棘突下，旁开 1.5 寸。

大敦：在足大趾末节外侧，距趾甲角 0.1 寸。

行间：在足背侧，当第 1、第 2 趾间，趾蹼缘的后方，赤白肉际处。

期门：在胸部，当乳头直下，第 6 肋间隙，前正中线旁开 4 寸。

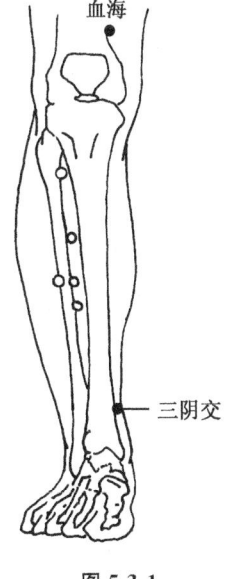

图 5-3-1

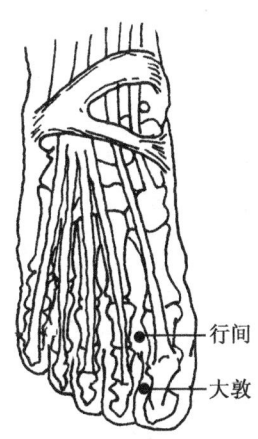

图 5-3-2

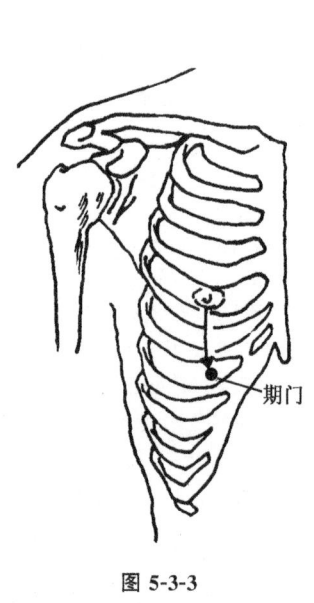

图 5-3-3

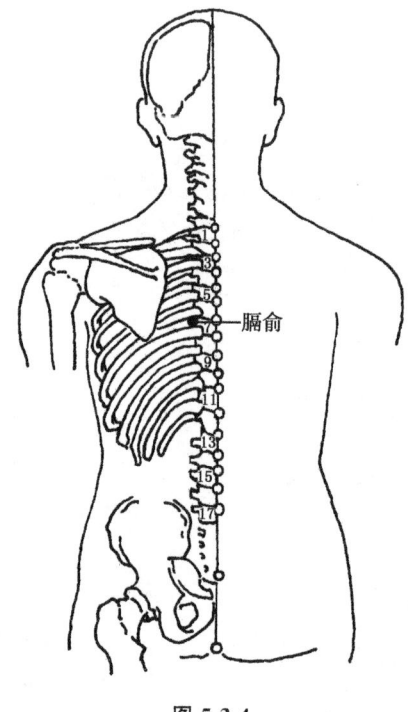

图 5-3-4

3. 操作方法

以拇指指腹点按施术于三阴交、血海、膈俞穴,每穴操作 3～5 分钟,以酸胀有温热感为度。再以同法在大敦、行间、期门穴操作,力度以有胀感为度。

二、血瘀

(一)症状

经血不按月经正常时间而下,一会来,一会停止,或一直淋漓不净,或很久未按时来正常月经,又突然下血,且量多,继而一直淋漓不断,色紫黯有血块,小腹有下坠、胀痛的感觉,舌紫黯,或见瘀点,苔薄白,脉涩。

(二)治法

1. 选穴

三阴交、血海、膈俞、合谷、太冲(见图 5-3-1、图 5-3-4 至图 5-3-6)。

2. 定位

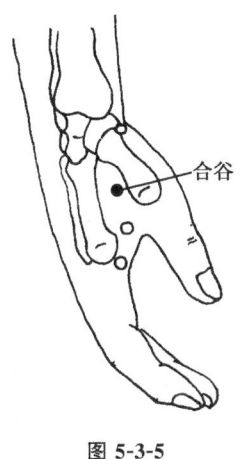
图 5-3-5

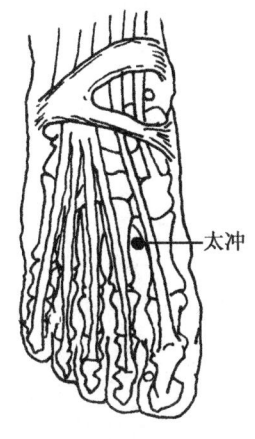
图 5-3-6

三阴交:同前。
血海:同前。
膈俞:在背部第 7 胸椎棘突下,旁开 1.5 寸。
合谷:在手背,第 1、第 2 掌骨间,当第 2 掌骨桡侧的中点处。
太冲:在足背侧,第 1 趾骨间隙的后方凹陷处。

3. 操作方法

以拇指指腹点按施术于三阴交、血海、膈俞穴,每穴操作 3～5 分钟,以酸胀有温热感为度。再以同法在合谷、太冲穴操作,力度以有胀感为度。

三、脾虚

(一)症状

经血不按月经正常时间而下,量多之后淋漓不断,血色淡而质薄,自觉吸气不够,精神疲倦,面色苍白,或面部、肢体有浮肿,手足不温,或饮食胃口差,舌淡红,苔薄白,脉缓弱或沉弱。

(二)治法

1. 选穴

三阴交、血海、膈俞、脾俞、足三里、气海、命门(见图 5-3-1、图 5-3-7、图 5-3-8、图 5-3-9)。

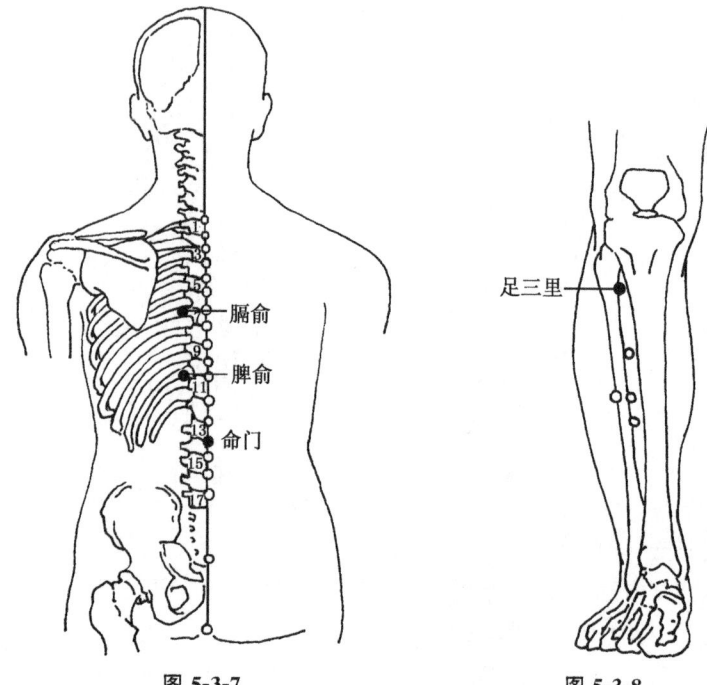

图 5-3-7 图 5-3-8

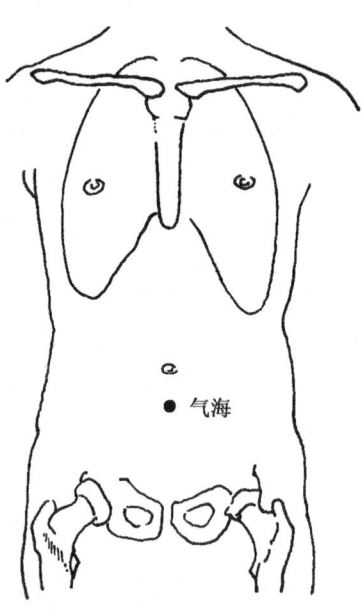

图 5-3-9

2. 定位

三阴交:同前。

血海:同前。

膈俞:同前。

脾俞:在背部第11胸椎棘突下,旁开1.5寸。

足三里:在小腿前外侧,当犊鼻下3寸,距胫骨前缘1横指。

气海:在下腹部,当前正中线上,当脐中下1.5寸。

命门:腰部,当后正中线上,第2腰椎棘突下凹陷中。

3. 操作方法

以拇指指腹点按施术于三阴交、血海、膈俞穴,每穴操作3~5分钟,以酸胀有温热感为度。横擦背部脾俞穴,以透热为度,按揉足三里穴,操作2~3分钟。掌振气海穴,以全腹有温热感为佳,点揉命门穴,操作2~3分钟。

四、注意事项

大出血时应住院治疗,血止出院也需继续调治,恢复正常月经周期,才能防止复发。

五、病例

患者,女,42岁。主诉月经不调25年,崩漏伴右侧小腹隐痛不适3年。病史:去年曾崩漏20多天,用止血药无效而行刮宫手术。但1年多来仍月经不调,崩漏常发,经常2~3周左右才干净,每次必服用止血药。查:面色稍黯,两颧褐斑,精神疲倦,舌淡红、苔薄黄,脉沉细略数。B超:①子宫稍大;②子宫右方小囊肿(子宫右上方多发性囊肿)。诊断:崩漏(中医诊断),功能性子宫出血(西医诊断)。推拿疗法治疗1个疗程后右小腹不适消失。下次月经来时第2天突下一团黑块,有鸡蛋大小,继续治疗,10天经止,共治疗3个疗程。后每次月经量较多,有少量血块,但1周内自行停止,不用止血药。

第四节 带 下

白带是指正常妇女阴道内流出的少量白色无味的分泌物。若在经期、排卵期或妊娠期白带增多,是妇女正常的生理现象。如果妇女阴道分泌物增多,且连绵不断,色黄、色红、带血,或黏稠如脓,或清稀如水,气味腥臭,就是带下病证。带下病患者常伴有心烦、口干、头晕、腰酸痛、小腹有下坠、肿痛感、阴部瘙痒、小便少、颜色黄、全身乏力等症状。一般分为脾肾虚弱和湿毒下注两型。

一、脾胃虚弱

(一)症状

带下量多,色白或淡黄,质稀薄,或如鼻涕,如唾液样,无臭味,面色苍白或面带黄色无光泽,神疲乏力,食少,腹胀,便稀薄,舌淡,苔薄白腻,脉缓弱。

(二)治法

1. 选穴
带脉、关元、三阴交、白环俞、脾俞、足三里(见图 5-4-1 至图 5-4-3)。
2. 定位
带脉:在侧腹部,章门下 1.8 寸,当第 11 肋骨游离端的下方垂线与脐水平线的交点上。

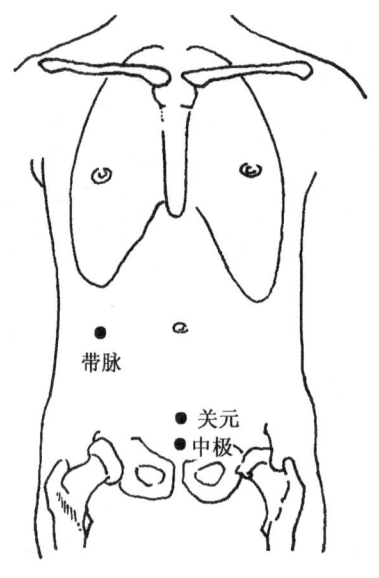

图 5-4-1

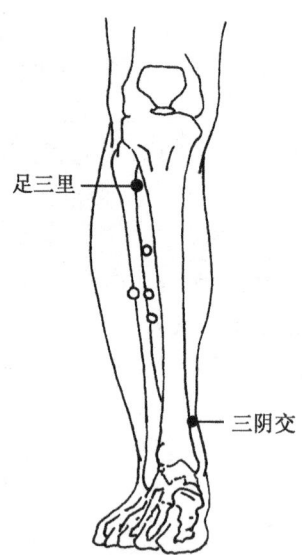

图 5-4-2

第五章 妇儿科疾病

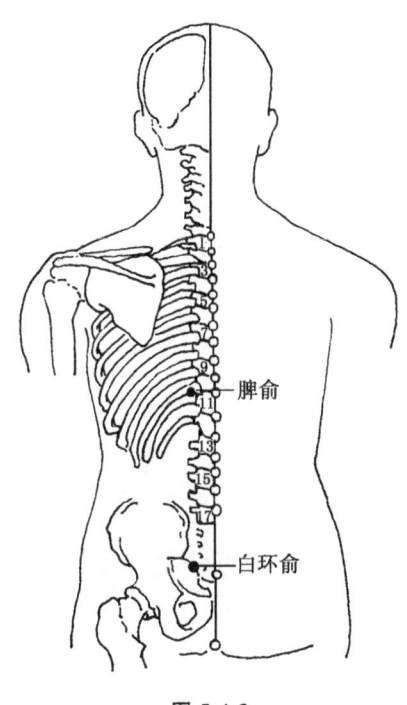

图 5-4-3

关元：在下腹部，当前正中线上，当脐中下 3 寸。
三阴交：在小腿内侧，当足内踝尖上 3 寸，胫骨内侧缘后方。
白环俞：在骶部，当骶正中棘旁开 1.5 寸，平第 4 骶后孔。
脾俞：在背部第 11 胸椎棘突下，旁开 1.5 寸。
足三里：在小腿前外侧，当犊鼻下 3 寸，距胫骨前缘 1 横指。

3. 操作方法

以拇指点按带脉、三阴交、足三里穴，操作 2~3 分钟，以有酸胀感为度。以手掌掌面横擦脾俞、白环俞，以有温热感为度。掌振法施术于关元穴，操作 2 分钟。

二、湿毒内蕴

（一）症状

带下量多，色黄或黄绿如脓，或带血，浑浊如泔米水，有臭秽气味，阴部瘙痒，小腹隐隐作痛，小便少且黄，口苦咽干，舌红，苔黄腻，脉滑数。

（二）治法

1. 选穴

带脉、关元、三阴交、白环俞、中极、次髎（见图5-4-1、图5-4-2、图5-4-4）。

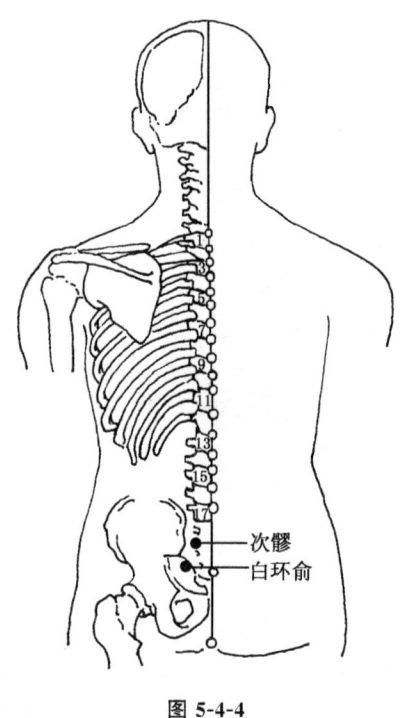

图 5-4-4

2. 定位

带脉：同前。

关元：同前。

三阴交：同前。

白环俞：同前。

中极：在下腹部，当前正中线上，脐中下4寸。

次髎：在骶部，当髂后上棘内下方，适对第2骶后孔处。

3. 操作方法

拇指指腹点按带脉、三阴交穴，以有酸胀感为度，横擦背部白环俞、次髎穴，以有温热感为度。再以掌跟揉按2～3分钟，用掌跟在关元、中极穴施行振法，以腹部有温热感为佳。

三、注意事项

(1)平时应该积极参加体育锻炼,增强体质,下腹部要保暖,防止风冷之邪入侵。

(2)经期禁止游泳,防止病菌上行感染,浴具要分开。

四、病例

张某,女,42岁。带下清稀,量多绵绵不断,病延8年,劳累后加重,头目昏眩,腰膝酸软。自疑为上节育环所致,曾经妇科进行检查,未查出器质性病变。近年来常间断服用中西药治疗,效果不佳。经推拿法治疗5次后,带下连绵不断现象停止,后连续施治1个疗程。1年后随访,未见复发。

第五节 盆腔炎

盆腔炎是指妇女盆腔内生殖器官及其周围组织受细菌感染后引起的炎症病变。炎症可以是一部分单独发生,也可以是几部分同时发生。大多因流产、分娩、产褥、刮宫术消毒不严、经期不卫生等,被细菌感染后而引发。本病有急性与慢性之分,急性治疗不当,可迁延成慢性。急性期表现为高热寒战,下腹胀痛,白带增多,呈脓样,有腥臭气味,伴有腹泻或便秘;慢性期表现为下腹隐痛及有下坠感,腰骶酸痛,月经失调,痛经,低热,白带增多,精神不振,重者可导致不孕症。一般分为寒湿内蕴和湿热瘀阻两型。

一、湿热内结

(一)症状

时有低热,下腹一侧或双侧胀痛、刺痛、热痛或有胀痛、下坠感,劳累后或经期症状加重,经期延长,或经量增多,有血块,血块流出则疼痛减少,带下增多,色黄黏稠,有气味,小便色黄,腰部酸痛,婚后不孕,舌红,苔黄腻,脉弦滑。

(二)治法

1. 选穴

章门、期门、中脘、气海、关元、曲骨、横骨、神阙、水道、带脉、血海、三阴交、丘墟、太溪、水泉、太冲（见图 5-5-1 至图 5-5-4 等）。

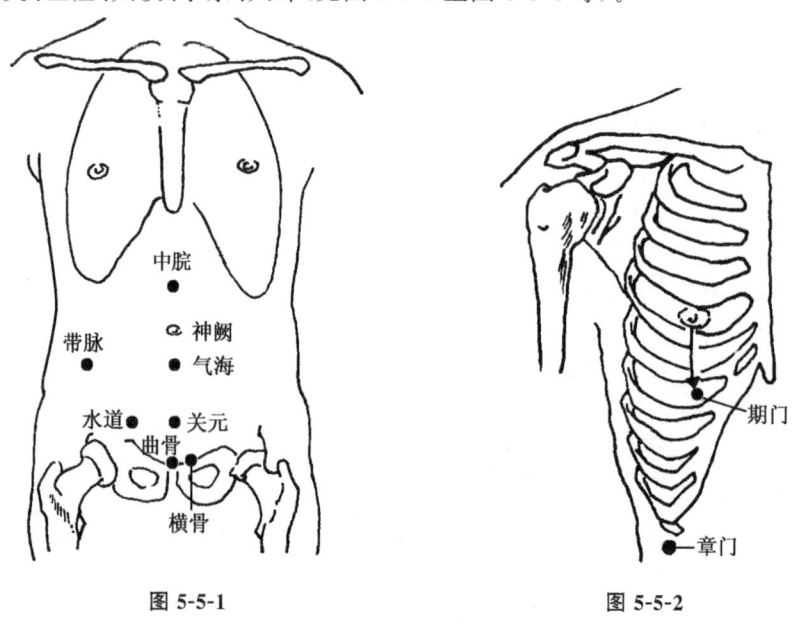

图 5-5-1　　　　　　　　　图 5-5-2

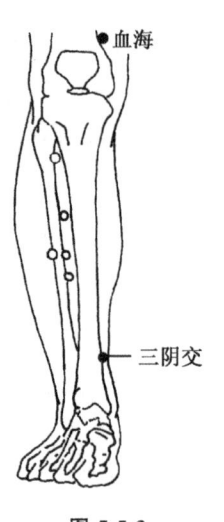

图 5-5-3

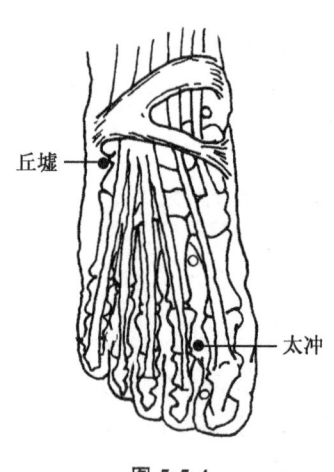

图 5-5-4

2. 定位

期门：在胸部，当乳头直下，第 6 肋间隙，前正中线旁开 4 寸。

章门:在侧腹部,第 11 肋游离端的下方。

中脘:在上腹部,前正中线上,当脐中上 4 寸。

气海:在下腹部,当前正中线上,脐中下 1.5 寸。

关元:在下腹部,当前正中线上,脐中下 3 寸。

曲骨:在下腹部,前正中线上,耻骨联合上缘的中点处。

横骨:在下腹部,当脐中下 5 寸,前正中线旁开 0.5 寸。

神阙:在腹中部,脐中央。

水道:在下腹部,当脐中下 3 寸,距前正中线 2 寸。

带脉:在侧腹部,章门下 1.8 寸,当第 11 肋骨游离端下方垂线与脐水平线的交点上。

血海:屈膝,在大腿内侧,髌底内侧端上 2 寸,当股四头肌内侧头的凹陷处。

三阴交:在小腿内侧,当足内踝尖上 3 寸,胫骨内侧缘后方。

丘墟:在足外踝的前下方,当趾长伸肌腱的外侧凹陷处。

太溪:在足内侧内踝后方,当足踝尖与跟腱之间的凹陷处。

水泉:在足内侧内踝后下方,当太溪直下 1 寸,跟骨结节的内侧凹陷处。

太冲:在足背侧,当第 1 跖骨间隙的后方凹陷处。

3. 操作方法

患者仰卧位,两下肢微屈,医者立于一侧,用一指禅推法或按揉法沿章门、期门、中脘、气海、关元操作,约 5 分钟。然后重点在小腹进行摩腹、揉脐 10 分钟,按揉曲骨、横骨、神阙、水道、带脉各半分钟。点按血海、三阴交、丘墟、太溪、水泉、太冲各半分钟。轻叩脊柱两侧及骶髂部。

二、气滞血瘀

(一)症状

下腹坠胀疼痛,腰骶酸痛,肛门坠胀感,性生活、大便、过劳时加重,白带连绵不断。舌质紫黯,苔薄腻,脉弦细。

(二)治法

1. 选穴

府舍、归来、血海、阴陵泉、地机、三阴交、丘墟、太冲(见图 5-5-4 至图 5-5-6)。

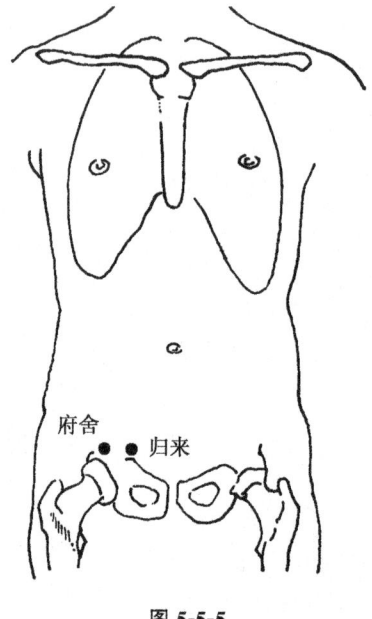

图 5-5-5

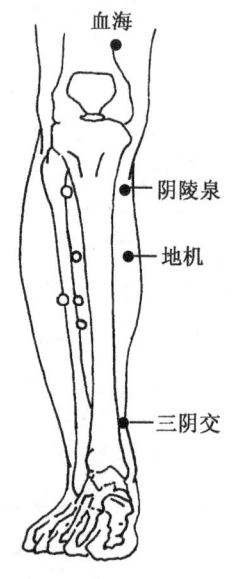

图 5-5-6

2. 定位

府舍：在下腹部，当脐中下 4 寸，冲门上方 0.7 寸，距前正中线 4 寸。

归来：在下腹部，当脐中下 4 寸，距前正中线 2 寸。

血海：同前。

阴陵泉：在小腿内侧，当胫骨内侧髁后下方凹陷处。

地机：在小腿内侧，当足内踝尖与阴陵泉的连线上，阴陵泉下 3 寸。

三阴交：同前。

丘墟：同前。

太冲：同前。

3. 操作方法

按揉府舍、归来、气冲、血海、足三里、三阴交各半分钟，弹拨腹部包块 5 分钟，掌振下腹约 2 分钟。

三、注意事项

(1) 注意性生活卫生，要有固定的性伴侣，杜绝乱交。

(2) 做好经期、流产后、产褥期的卫生，使用消毒的用品，严禁盆浴和性交。

(3)刮宫术、阴道盆腔手术或阴道检查注意无菌操作(这是医务人员严格遵守的制度)。术后要使用抗生素预防感染,减少医源性感染机会。

(4)注意外阴卫生,防止来自浴具的感染。

四、病例

杨某,女,28岁,已婚,干部。患者2个月前行人工流产,术后20天小腹疼痛,带下量多、色黄有臭味,伴有发热。经西医抗生素治疗3天,发热已退,但仍诉小腹隐痛坠胀,腰骶酸痛,常在劳累或月经前后加重,带下量多色黄,经人介绍来治。查舌质红,舌苔黄,脉弦细。妇科检查:外阴正常,阴道通畅,分泌物明显增多,色黄有秽臭,子宫后位略较正常大;右侧附件可触及鸡蛋大小肿块,质软压痛明显。B超探查显示:右侧探及6cm×4.9cm×4cm大小包块,提示盆腔炎性包块。西医诊断为"慢性盆腔炎性包块",中医辨证为"气滞血瘀型"。治以活血化瘀为主,佐以补肾健脾、理气止痛。推拿治疗3个疗程,诸症消失,妇科及B超检查均正常。随防1年,无复发。

第六节　子宫脱垂

是指子宫从正常位置沿阴道下滑至阴道外口,甚至全部脱出阴道外的一种妇科疾病。此病多因产育过多,产道及附近组织过度松弛;或在分娩过程中,宫颈及子宫内的韧带损伤;或分娩后支持组织未能及时恢复正常所引起。临床症状为:下腹、阴道、会阴部有下坠感,伴有腰背酸痛,自觉有物从阴道脱出,行走、劳作、咳嗽、排便、下蹲时更加明显,且经常反复发作。发作期常有阴道局部糜烂、分泌物增多,排尿困难或尿失禁等。一般分为气虚、肾虚两型。

一、气虚

(一)症状

子宫下移或脱出阴道口外,劳累则加剧,小腹有下坠感,精神差,乏力,不想说话,面色差,小便次数多,带下量多,色白质稀,舌淡,苔薄白,脉缓弱。

（二）治法

1. 选穴

中脘、气海、关元、维道、归来、带脉、脾俞、肾俞、大肠俞、小肠俞、关元俞(见图 5-6-1 至图 5-6-2)。

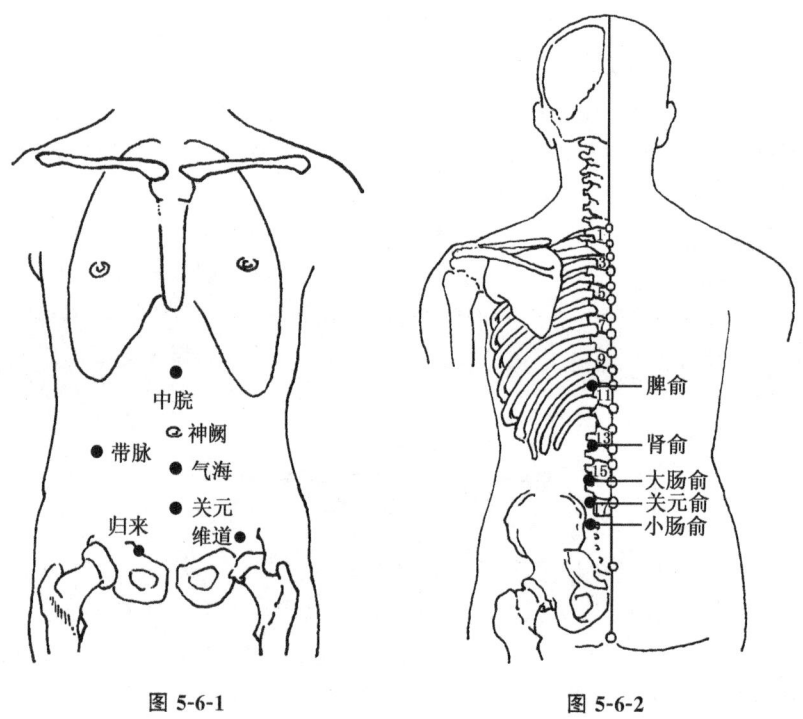

图 5-6-1　　　　　图 5-6-2

2. 定位

中脘：在上腹部，前正中线上，当脐中上 4 寸。

气海：在下腹部，当前正中线上，脐中下 1.5 寸。

关元：在下腹部，当前正中线上，脐中下 3 寸。

维道：在侧腹部，髂前上棘的前下方，五枢前下 0.5 寸。

归来：在下腹部，当脐中下 4 寸，距前正中线 2 寸。

带脉：在侧腹部，章门下 1.8 寸，当第 11 肋骨游离端下方垂线与脐水平线的交点上。

脾俞：在背部第 11 胸椎棘突下，旁开 1.5 寸。

肾俞：在腰部第 2 腰椎棘突下，旁开 1.5 寸。

大肠俞：在腰部第4腰椎棘突下，旁开1.5寸。

小肠俞：在骶部，当骶正中嵴旁1.5寸，平第1骶后孔。

关元俞：在腰部第5腰椎棘突下，旁开1.5寸。

3. 操作方法

患者仰卧位，两下肢微屈，医者立于一侧，用一指禅推法或按揉法沿中脘、气海、关元操作，约5分钟。然后重点在小腹进行逆时针摩腹、揉脐10分钟，按揉维道、归来、带脉各半分钟。用掌跟至耻骨边缘向上推至脐，反复20次，用双手的拇指、食指、中指分别对称用力捏拿两侧的腹外斜肌，3～5次。患者俯卧位，医者立于一侧，用一指禅推法或按揉法施于脾俞、肾俞、大肠俞、小肠俞、关元俞各半分钟。

二、肾虚

（一）症状

子宫下移或脱出阴道口外，有腰酸下坠感，小便次数多，夜间睡眠汗出，头晕耳鸣，腰膝酸软，舌淡，苔薄白，脉沉弱。

（二）治法

1. 选穴

肾俞、命门、八髎、长强、百会、气冲、血海、阳陵泉、足三里、三阴交、太溪、涌泉（见图5-6-3至图5-6-5等）。

2. 定位

肾俞：在腰部第2腰椎棘突下，旁开1.5寸。

命门：在腰部，当后正中线上，第2腰椎棘突下凹陷中。

上髎：在骶部，当髂后上棘与后正中线之间，适对第1骶后孔处。

次髎：在骶部，当髂后上棘内下方，适对第2骶后孔处。

中髎：在骶部，当次髎下内方，适对第3骶后孔处。

下髎：在骶部，当中髎下内方，适对第4骶后孔处。

长强：在尾骨端下，当尾骨端与肛门连线的中点处。

百会：在头部，前发际正中直上5寸，或两耳尖连线的中点处。

气冲：在腹股沟稍上方，当脐中下5寸，距前正中线2寸。

血海：屈膝，在大腿内侧，髌底内侧端上2寸，当股四头肌的内侧头的隆起处。

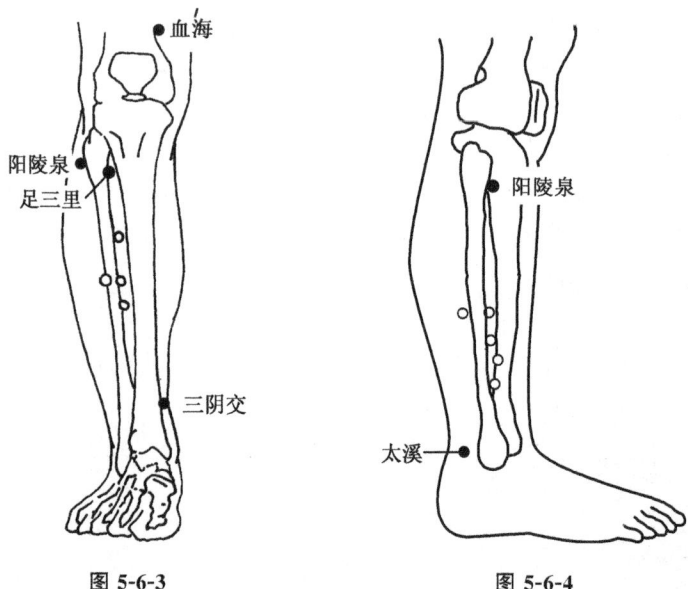

图 5-6-3　　　　　　　　　图 5-6-4

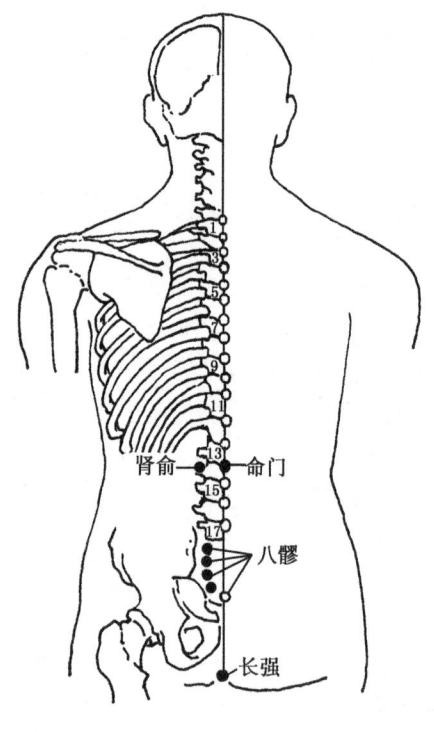

图 5-6-5

阳陵泉:在小腿外侧,当腓骨小头前下方凹陷处。
足三里:在小腿前外侧,当犊鼻下3寸,距胫骨前缘1横指。
三阴交:在小腿内侧,当足内踝尖上3寸,胫骨内侧缘后方。
太溪:在足内侧内踝后方,当足踝尖与跟腱之间的凹陷处。
涌泉:在足底部,卷足时足前部凹陷处,约当足底第2、第3趾趾缝纹头端与足跟连线的前1/3与后2/3交点上。

3. 操作方法

患者仰卧位,两下肢微屈,医者立于一侧,用一指禅推法或按揉法沿中脘、气海、关元操作,约5分钟。然后重点在小腹进行逆时针摩腹、揉脐10分钟,按揉维道、归来、带脉各半分钟。用掌跟至耻骨边缘向上推至脐,反复20次,用双手的拇指、食指、中指分别对称用力捏拿两侧的腹外斜肌,3～5次。擦背部督脉,横擦命门、八髎,以透热为度。按揉百会、气冲、血海、足三里、阳陵泉、三阴交、太溪、涌泉各半分钟,轻叩脊柱两侧及腰骶部。

三、注意事项

(1)积极采取预防措施如实行计划生育,正确处理分娩,增加营养,增强体质,积极防治慢性病,做好妇女五期保健,可减少子宫脱垂的发生。

(2)子宫脱垂治疗有非手术治疗和手术治疗,一般较轻的子宫脱垂,无并发症或年老体弱不能耐受手术者可采用推拿治疗。加强体质锻炼,体育疗法及使用子宫托,可以收到较好效果。

四、病例

田某,女,36岁。小腹下坠不适,常有异物下垂,如鹅卵大,伴头晕,腰痛,心慌气短,四肢无力,带下色白质稀量多,劳作后尤其,影响工作已5年有余。妇科检查,子宫Ⅲ度脱垂。推拿10次(1疗程)后自觉阴道异物感消失,头晕等不适感好转。经3个疗程治疗并配合功能锻炼,诸症消失,妇科检查子宫位置恢复正常。

第七节 产后腹痛

产妇在分娩后由于子宫收缩而引起的腹痛叫做产后腹痛。临床症状是产后1～2天出现腹痛,3～4天自行消失。重症患者持续时间较长,哺乳时腹痛明显,同时子宫变硬,恶露增加。一般分为血虚、血瘀两型。

一、血虚

(一)症状

产后小腹隐隐作痛,喜按喜揉,恶露量较少,舌淡质稀,头晕眼花,自觉时有心跳加快,容易受惊,大便秘结,舌淡红,苔薄白,脉虚细。

(二)治法

1. 选穴

中脘、气海、关元、神阙、百会、神庭、内关、劳宫、太冲(见图5-7-1至图5-7-3等)。

2. 定位

中脘:在上腹部,前正中线上,脐中上4寸。

气海:在下腹部,当前正中线上,脐中下1.5寸。

关元:在下腹部,当前正中线上,脐中下3寸。

神阙:在腹中部,脐中央。

百会:在头部,前发际正中直上5寸,或两耳尖连线的中点处。

神庭:在头部,前发际正中直上0.5寸。

内关:在前臂掌侧,腕横纹上2寸,掌长肌腱与桡侧腕屈肌腱之间。

劳宫:在手掌心,当第2、第3掌骨之间偏于第3掌骨,握拳屈指时中指尖处。

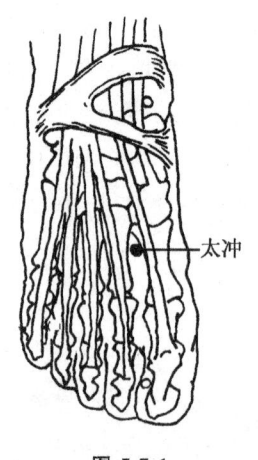

图 5-7-1

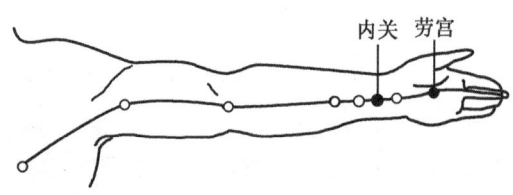

图 5-7-2

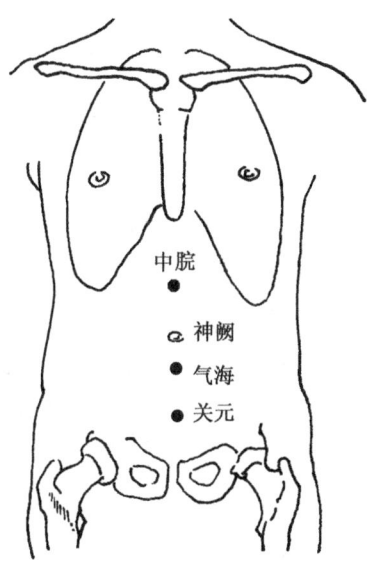

图 5-7-3

太冲：在足背侧，当第 1 跖骨间隙的后方凹陷处。

3. 操作方法

患者仰卧位，两下肢微屈，医者立于一侧，用一指禅推法或按揉法沿中脘、气海、关元操作，约 5 分钟。然后重点在小腹进行摩腹、揉脐 10 分钟。点按百会、神庭、内关、劳宫、太冲各半分钟，轻叩脊柱两侧及腰骶部。

二、血瘀

（一）症状

产后小腹刺痛、怕按，恶露量少，流出不畅，色紫黯有块，面色青白，或伴胸胁胀痛，舌紫黯，或见瘀点，苔白滑，脉沉紧或弦涩。

（二）治法

1. 选穴

中脘、气海、关元、神阙、百会、府舍、归来、阴陵泉、地机、丘墟、气冲（见图 5-7-4 至图 5-7-5 等）。

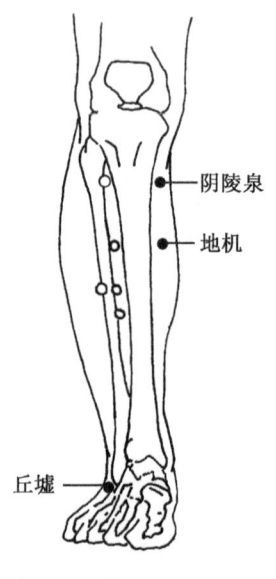

图 5-7-4

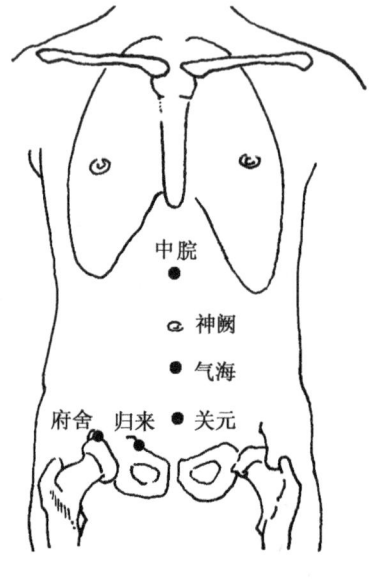

图 5-7-5

2. 定位

中脘：同前。

气海：同前。

关元：同前。

神阙：同前。

百会：同前。

府舍：在下腹部，当脐中下 4 寸，冲门上方 0.7 寸，距前正中线 4 寸。

归来：在下腹部，当脐中下 4 寸，距前正中线 2 寸。

阴陵泉：在小腿内侧，当胫骨内侧髁后下方凹陷处。

地机：在小腿内侧，当足内踝尖与阴陵泉的连线上，阴陵泉下 3 寸。

丘墟：在足外踝的前下方，当趾长伸肌腱的外侧凹陷处。

太冲：在足背侧，当第 1 跖骨间隙的后方凹陷处。

3. 操作方法

患者仰卧位，两下肢微屈，医者立于一侧，用一指禅推法或按揉法沿中脘、气海、关元操作，约 5 分钟。然后重点在小腹进行摩腹、揉脐 10 分钟。按揉百会、府舍、归来、阴陵泉、地机、丘墟、气冲各半分钟，掌振下腹约 2 分钟。

三、注意事项

(1) 产后身痛临床并不少见,因其有自愈倾向,所以没有引起足够重视。但因其在产褥期间发病,多影响婴儿的喂养及母亲的身体恢复,迁延日久引起身体素质下降,引发其他疾病,应该引起重视。

(2) 治疗上,主要以对症治疗为主,药物疗效不确切,副作用大,患者应慎用。推拿治疗疗效肯定,治疗方便。

四、病例

张某,女,24岁,农民,经产妇。足月顺产一男,产后小腹剧痛难忍。诊见患者表情痛苦,时作呻吟,小腹痛拒按,恶露量少色黯。全身微汗出,无恶寒,面色紫黯,小腹有触痛,可扪及包块。舌质略紫,脉弦涩。大便未行,小便正常。四诊合参,本例辨证属瘀血内阻,结滞胞宫。即以推拿法治疗,2次后阴道流出黯红色血块,小腹疼痛及包块消失而愈。

第八节 产后缺乳

产后缺乳是指妇女产后乳汁分泌量少或无,不能满足婴儿的需要。现代医学认为,产后缺乳与孕前、孕期乳腺发育不良,或产妇体质虚弱,或分娩出血过多,或哺乳方法不对,或产妇过度疲劳,或产后情志失调等因素有关。一般分为气血虚弱、肝郁气滞两型。

一、气血虚弱

(一)症状

产后乳汁少甚至全无,乳汁稀薄,乳房柔软无胀感。面色无光泽,容易疲劳,饮食量少,时有不自主心跳加快,自觉吸气不够,舌淡,苔薄白,脉细弱。

(二)治法

1. 选穴

乳根、天溪、食窦、屋翳、膺窗、中脘、气海、关元、肝俞、脾俞、胃俞(见图 5-8-1 至图 5-8-2)。

2. 定位

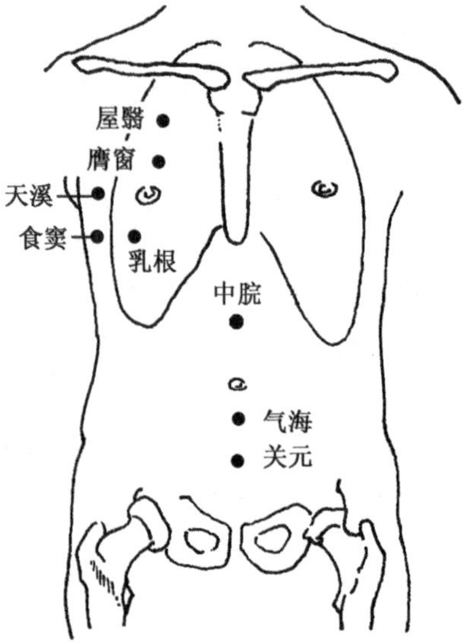

图 5-8-1 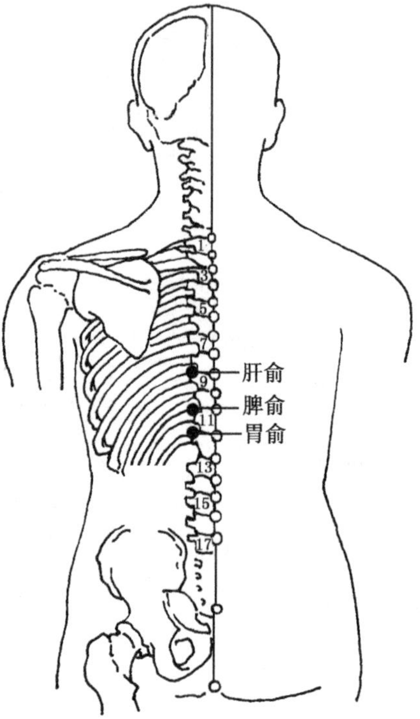　　　　　　　　图 5-8-2

乳根：在胸部，乳头直下，乳房根部，第 5 肋间隙，距前正中线 4 寸。

天溪：在胸外侧部，当第 4 肋间隙，距前正中线 6 寸。

食窦：在胸外侧部，当第 5 肋间隙，距前正中线 6 寸。

屋翳：在胸部，当第 2 肋间隙，距前正中线 4 寸。

膺窗：在胸部，当第 3 肋间隙，距前正中线 4 寸。

中脘：在上腹部，前正中线上，脐中上 4 寸。

气海：在下腹部，当前正中线上，脐中下 1.5 寸。

关元：在下腹部，当前正中线上，脐中下 3 寸。

肝俞：在背部第 9 胸椎棘突下，旁开 1.5 寸。

脾俞：在背部第 11 胸椎棘突下，旁开 1.5 寸。

胃俞：在背部第 12 胸椎棘突下，旁开 1.5 寸。

3. 操作方法

患者仰卧位，医者坐其右侧，用揉、摩法施于乳房及周围的乳根、天溪、食窦、屋翳、膺窗穴，约 10 分钟。然后手掌轻按乳房上部或两侧施以振法 2 分钟,按揉中脘、气海、关元穴,每穴 2～3 分钟。接着用顺时针揉摩法施于胃脘部及下腹部,分别为 5 分钟。患者俯卧位,医者坐或立于其体侧,用一指禅推法或拇指按揉法施于肝俞、脾俞、胃俞穴,每穴 2 分钟。然后用小鱼际擦法擦背部督脉经和背部膀胱经两条侧线,以透热为度。捏脊 7～10 遍。

二、肝郁

(一)症状

产后乳汁少,浓稠,或乳汁不下,乳房胀满而痛。胸胁胀满,郁闷不适,食欲不振,或身有微热,舌淡,苔薄黄,脉细弦或弦数。

(二)治法

1. 选穴

乳根、天溪、食窦、屋翳、膺窗、中脘、气海、关元、肝俞、脾俞、胃俞、阳陵泉、悬钟、三阴交、行间、太冲(见图 5-8-1 至图 5-8-4 等)。

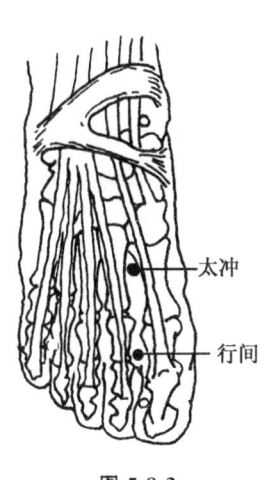

图 5-8-3

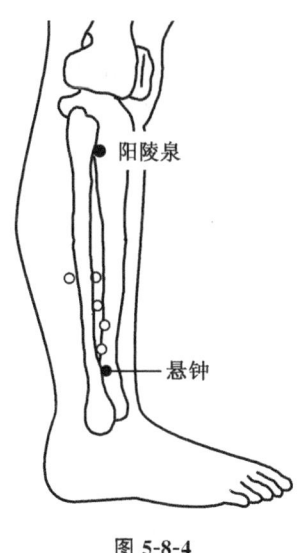

图 5-8-4

2. 定位

乳根:同前。

天溪:同前。

食窦：同前。

屋翳：同前。

膺窗：同前。

中脘：同前。

气海：同前。

关元：同前。

肝俞：同前。

脾俞：同前。

胃俞：同前。

阳陵泉：在小腿外侧，当腓骨小头前下方凹陷处。

悬钟：在小腿外侧，当外踝尖上3寸，腓骨前缘。

三阴交：在小腿内侧，当足内踝尖上3寸，胫骨内侧缘后方。

行间：在足背侧，当第1、第2趾间，趾蹼缘的后方赤白肉际处。

太冲：在足背侧，当第1跖骨间隙的后方凹陷处。

3. 操作方法

患者仰卧位，医者坐其右侧，用揉、摩法施于乳房及周围的乳根、天溪、食窦、屋翳、膺窗穴，约10分钟。然后手掌轻按乳房上部或两侧施以振法2分钟，按揉中脘、气海、关元穴，每穴2～3分钟。接着用顺时针揉摩法施于胃脘部及下腹部，分别为5分钟。患者俯卧位，医者坐或立于其体侧，用一指禅推法或拇指按揉法施于肝俞、脾俞、胃俞穴，每穴2分钟。然后用小鱼际擦法擦背部督脉经和背部膀胱经两条侧线，以透热为度。按揉肝俞、阳陵泉、悬钟、三阴交、行间、太冲各半分钟。搓擦涌泉，横擦八髎，以透热为度。

三、注意事项

(1) 由于精神因素是引起缺乳的一个主要原因，故保持心情愉快、避免精神刺激是纠正缺乳的一个主要方面。

(2) 在饮食方面要多食易消化、营养丰富和含钙较多的食物，如鱼、肝、骨头汤、牛奶、羊奶等。如体质虚弱、神情疲惫可以根据辨证服用中成药治疗。

四、病例

患者，女，41岁。经产妇，足月单胎剖腹产，产后3日无乳。因患者坚持要求自行哺乳,不顾其丈夫反对,请求推拿治疗。面色无华,食欲不振,情绪易激动,胸闷作胀,恶露不多,色紫红,伴有血块。舌质淡紫、边红,舌苔薄白中腻,脉弦细。辨证为气血亏虚,气血生化无源,伴肝郁血热,冲任血瘀气滞。按上述方法治疗2日后,患者即有明显双乳作胀,知饿善饥。3日后有乳汁分泌。连续治疗6日后乳汁增至500ml左右。恶露色红,行而通畅,血块消失,产妇转悲为喜。

第九节　小儿腹泻

小儿腹泻是由外感邪气或者内伤乳食而造成的一种胃肠道疾病,此症以婴幼儿夏秋季发病居多。现代医学儿科中消化不良、急慢性肠炎属此类范围。临床表现为小儿大便次数增多,粪质稀薄,或拉出粪便夹有未消化的食物残渣,或粪质如水样。一般分为外感风寒,饮食不节、脾胃有热和脾肾亏虚3型。

一、寒湿泻

(一)症状

患儿大便次数增多,大便夹有较多泡沫,伴有恶寒发热,鼻塞流涕,口不渴,舌淡红,舌苔白,食指侧(靠近大拇指方向)的皮肤可见血管纹色红。

(二)治法

1. 选穴
三关、外劳宫、脾经、足三里、大肠、七节骨、龟尾。

2. 定位
三关:前臂桡侧,阳池至曲池成一直线。用拇指桡侧面或食指、中指面自腕推向肘,称推三关。

外劳宫:在手背侧,第2、第3掌骨之间,掌指关节后0.5寸。

脾经:拇指桡侧缘,自指尖至指跟成一线。将患儿拇指屈曲,循拇指桡侧缘向指跟方向直推为补,称补脾经。

足三里:在小腿前外侧,当犊鼻下3寸,距胫骨前缘1横指。

大肠:食指桡侧缘,自食指指尖至虎口成一直线。从食指尖直推向虎口为补,称补大肠。

七节骨:第 4 腰椎至尾椎骨端(长强)成一直线。用拇指桡侧面或食、中 2 指面自下而上或自上向下作直推,分别称为推上七节骨和推下七节骨。

龟尾:尾椎骨端。拇指端或中指端揉,称揉龟尾,100～300 次。

3. 操作方法

推三关、揉外劳宫温阳散寒,配补脾经、揉脐与按揉足三里能健脾化湿,温中散寒;补大肠、推上七节骨、揉龟尾温中止泻(见图 5-9-1 至图 5-9-7)。

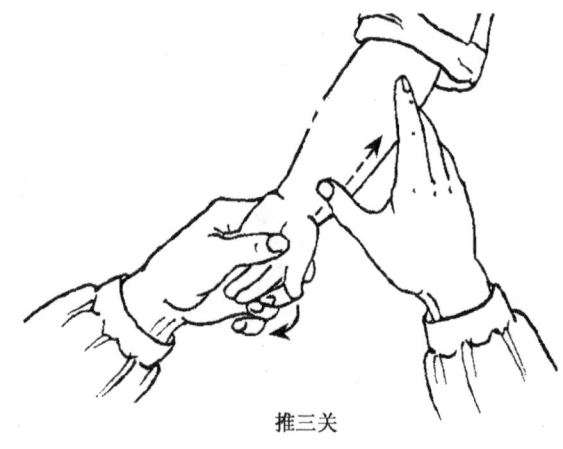

推三关

图 5-9-1

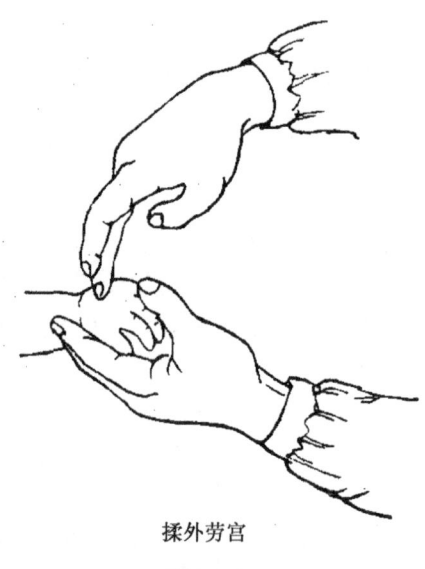

揉外劳宫

图 5-9-2

第五章 妇儿科疾病

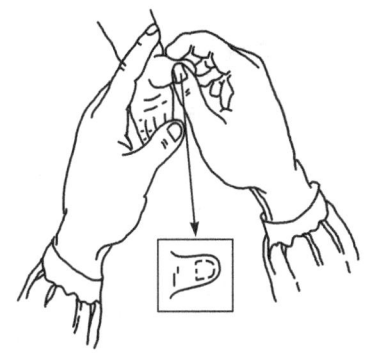
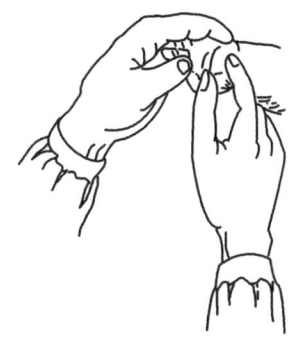

（1）旋推脾经　　　　　　　　（2）屈指直推脾经

图 5-9-3

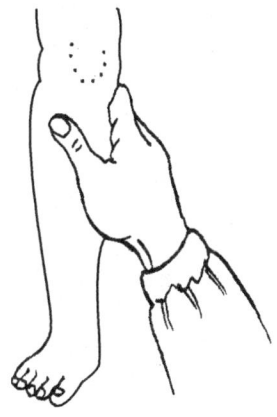
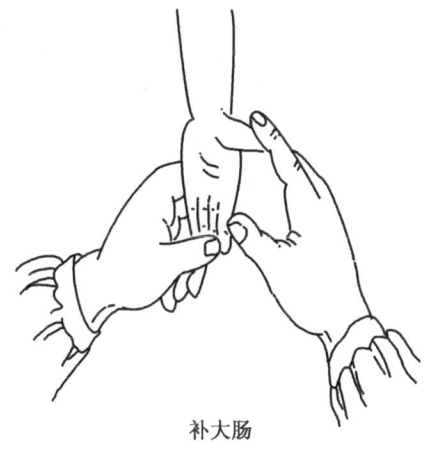

按揉足三里　　　　　　　　　　补大肠

图 5-9-4　　　　　　　　　　　图 5-9-5

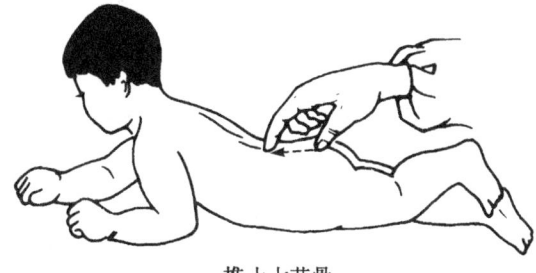

推上七节骨

图 5-9-6

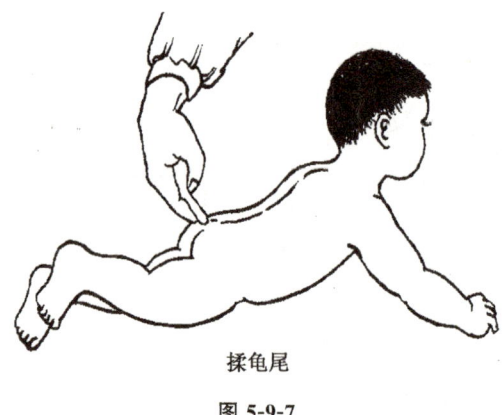

揉龟尾

图 5-9-7

二、饮食不节、脾胃有热

（一）症状

患儿大便次数增多，大便如蛋花样，或呈黄绿色粪便，伴有恶臭，呕吐口渴，舌红苔黄，食指侧（靠近大拇指方向）的皮肤可见血管纹色紫。

（二）治法

1. 选穴
脾经、中脘、内八卦、板门、大肠、天枢、龟尾。

2. 定位
脾经：见前。
中脘：在上腹部，前正中线上，当脐中上 4 寸。
内八卦：在掌心内劳宫四周，用拇指或中指腹作顺时针方向运转，称运内八卦法，约 50～100 次。
板门：手掌大鱼际平面。指端揉，称揉板门或运板门。
大肠：食指桡侧缘，自食指尖至虎口成一直线。从虎口直推向食指尖为清，称清大肠。
天枢：在腹中部，距脐中 2 寸。
龟尾：尾椎骨端。拇指端或中指端揉，称揉龟尾，100～300 次。

3. 操作方法
补脾经、揉中脘、运内八卦、揉板门、摩腹健脾和胃，行滞消食；清大肠、揉天枢疏调肠腑积滞；配合揉龟尾以理肠止泻（见图 5-9-3、图 5-9-8 至图 5-9-11）。

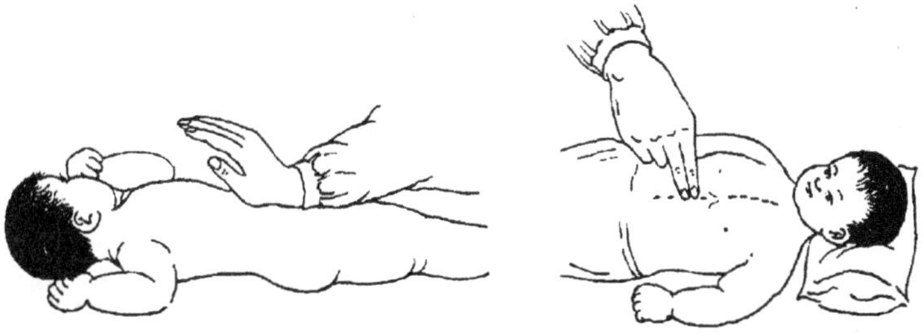

揉中脘　　　　　　推中脘

图 5-9-8

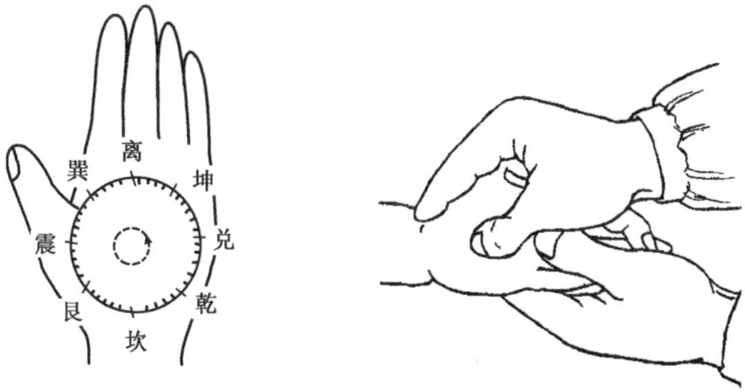

(1)　　　　　　(2)

运八卦

图 5-9-9

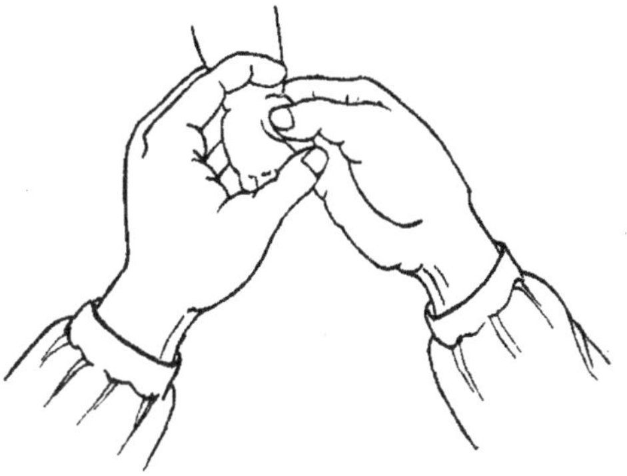

揉板门

图 5-9-10

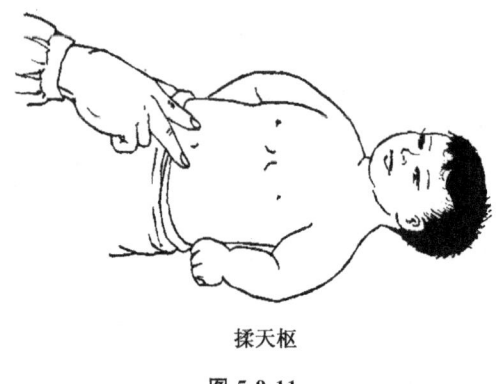

揉天枢

图 5-9-11

三、脾肾亏虚

(一)症状

大便次数增多,时泄时止,或泄于黎明之前(五更之时),便溏或便中夹有不消化食物,腹隐痛、腹胀,体瘦乏力,怕寒,四肢冷,面色淡白或萎黄,舌淡胖,舌边有齿痕,苔薄白。

(二)治法

1. 选穴

脾经、大肠、三关、七节骨、龟尾。

2. 定位

脾经:拇指桡侧缘,自指尖至指跟成一线。将患儿拇指屈曲,循拇指桡侧缘向指跟方向直推为补,称补脾经。

大肠:食指桡侧缘,自食指指尖至虎口成一直线。从食指尖直推向虎口为补,称补大肠。

三关:前臂桡侧,阳池至曲池成一直线。用拇指桡侧面或食指、中指面自腕推向肘,称推三关。

七节骨:第4腰椎至尾椎骨端(长强)成一直线。用拇指桡侧面或食、中2指面自下而上或自上向下作直推,分别称为推上七节骨和推下七节骨。

龟尾:尾椎骨端。拇指端或中指端揉,称揉龟尾,100～300次。

3. 操作方法

补脾经、补大肠健脾益气,固肠实便;推三关、摩腹、揉脐、捏脊温阳补中;配推上七节骨、揉龟尾以温阳止泻(见图 5-9-3、图 5-9-5、图 5-9-1、图 5-9-6 至图 5-9-7)。

四、注意事项

(1)注意饮食卫生,不吃生冷不洁之品,夏季应多喂水。同时要乳食有节、饥饱有度。

(2)在泄泻期间应少吃粗纤维的蔬菜和难以消化的食品,饮食宜清淡,必要时可禁食 6~12 小时,可饮用淡盐水和糖水。

(3)在泄泻期间要勤换尿布,多翻身,防止逆行性尿路感染或继发性肺炎等并发症。

(4)在治疗过程中如小儿出现面色苍白、小便极少或无尿、眼眶凹陷、呕吐频繁、饮食难进、精神委靡等中毒症状时,宜抓紧时机,配合中西药药物治疗。

(5)推拿治疗每日 1 次,较重时可每日 2 次,一般 3~10 次便可以治愈。

五、病例

谢某,男,9 个月。主诉(其母代诉):小儿腹泻 3 月有余,病情发生反复无常,大便伴有奶块出现。西医诊断为消化不良性腹泻,用西药治疗效果不佳,遂来就诊。诊断:小儿消瘦,面色白,手足微冷,指纹淡黄。初步诊断为脾虚泄,经 3 日治疗后,病情好转,5 日后腹泻基本消失。巩固 2 日,1 周后小儿痊愈。

第十节　小儿遗尿

遗尿,俗称"尿床",是指 3 岁以上的小儿睡眠中小便自遗、醒后才知的一种病证。3 岁以下的小儿大脑未发育完成,正常的排尿习惯尚未养成,尿床不属病态,而年长小儿因贪玩、过度疲劳、睡前多饮等偶然尿床者也不属病态。现代医学认为,本病因大脑皮层、皮层下中枢功能失调而引起。一般分为肾气不足、肺脾亏虚和下部湿热两型。

一、肾气不足、肺脾亏虚

（一）症状

面色淡白，精神差，反应迟钝，白天小便也多，疲劳后尿床加重，重者四肢寒冷，腰腿无力，大便质稀，舌淡，苔薄白。

（二）治法

1. 选穴

肾经、肾俞、丹田、百会、三关、外劳宫、三阴交。

2. 定位

肾经：小指尖至掌根尺侧边缘成一直线。

肾俞：在腰部，当第2腰椎棘突下，旁开1.5寸。

丹田：小腹部（脐下2寸与3寸之间）。

百会：在头部，前发际正中直上5寸，或两耳尖连线的中点。

三关：前臂桡侧，阳池至曲池成一直线。

外劳宫：在手背侧，第2、第3掌骨之间，掌指关节后0.5寸。

三阴交：在小腿内侧，当足内踝尖上3寸，胫骨内侧缘后方。

3. 操作方法

补肾经、按揉肾俞、揉丹田、擦腰骶部以温补肾气，壮命门之火，固涩下元；按揉百会、推三关、揉外劳宫以温阳升提；按揉三阴交以通调水道（见图5-10-1至图5-10-7）。

二、下部湿热

（一）症状

尿频量少，色黄味臭，外阴瘙痒，烦躁易怒，面唇红赤，口干，舌红，苔黄厚腻。

（二）治法

1. 选穴

肝经、心经、二马、三阴交、涌泉、脾经。

2. 定位

肝经:食指末节罗纹面。

心经:中指末节罗纹面。

二人上马:手背无名指与小指掌骨头之间的凹陷中。揉二马是将患儿小指屈曲于掌心,医者以拇指或中指指腹左右揉之。

三阴交:在小腿内侧,当足内踝尖上3寸,胫骨内侧缘后方。

涌泉:在足底部,卷足时足前部凹陷处,约当足底第2、第3趾趾缝纹头端与足跟连线的前1/3与后2/3交点上。

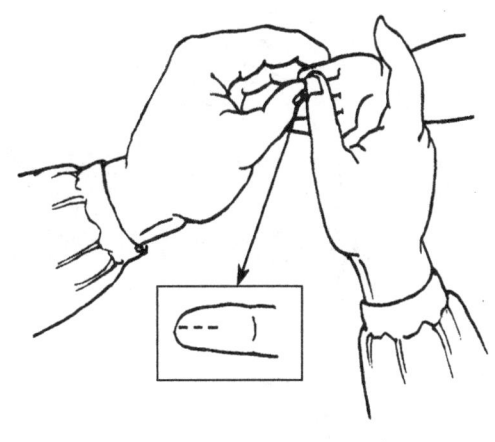

补肾经

图 5-10-1

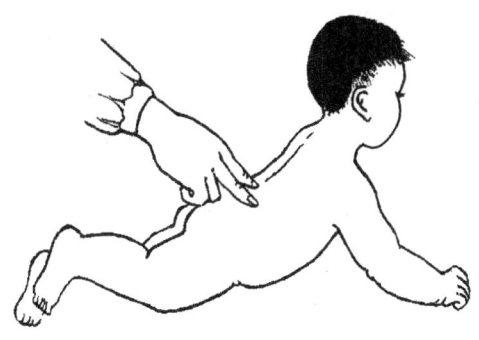

揉肾俞

图 5-10-2

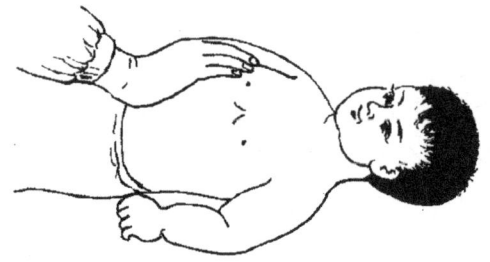

揉丹田

图 5-10-3

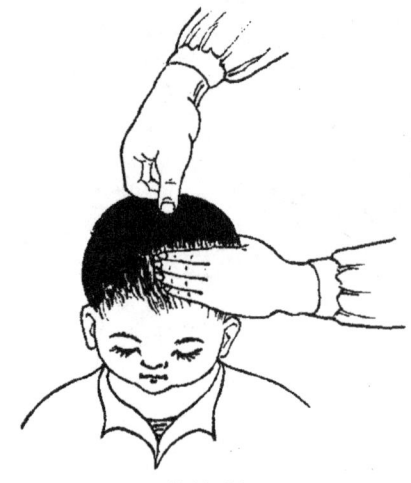

按揉百会

图 5-10-4

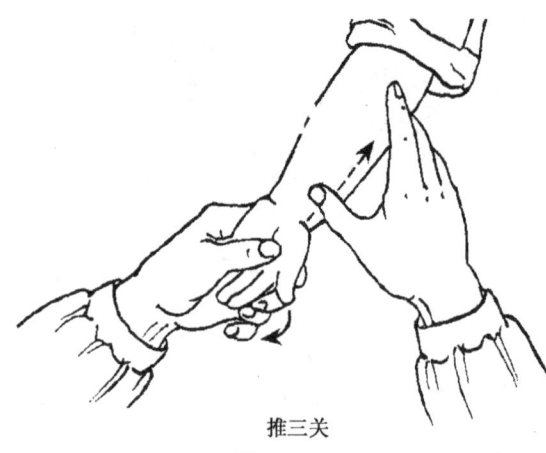

推三关

图 5-10-5

第五章　妇儿科疾病

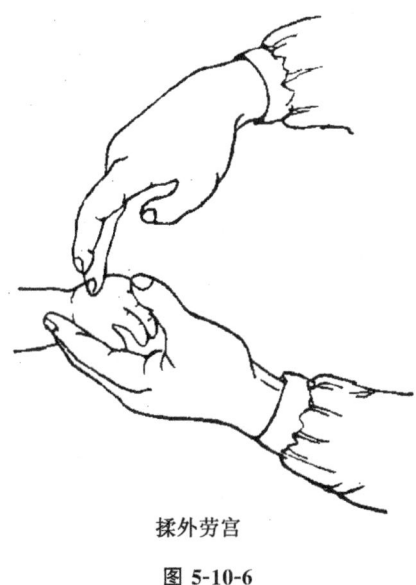

揉外劳宫

图 5-10-6

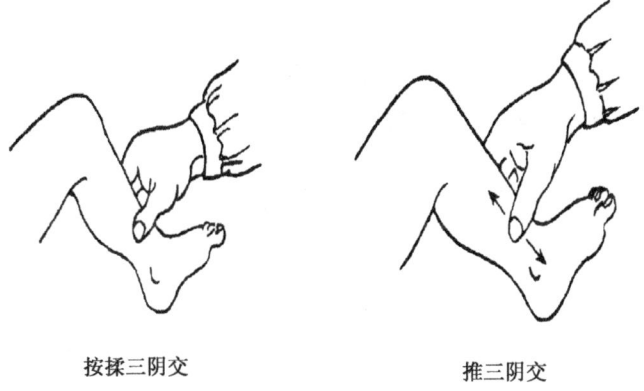

按揉三阴交　　　　　　推三阴交

图 5-10-7

脾经：拇指桡侧缘，自指尖至指跟成一线。

3. 操作方法

泻肝经、泻心经以清热除烦；揉二马、揉三阴交、揉涌泉以壮水制火，引热下行；补脾经以健脾扶正（见图 5-10-8 至图 5-10-12、图 5-10-6）。

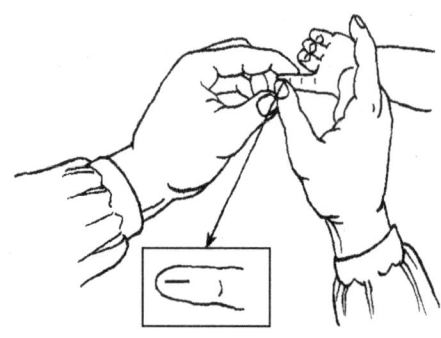

清肝经

图 5-10-8

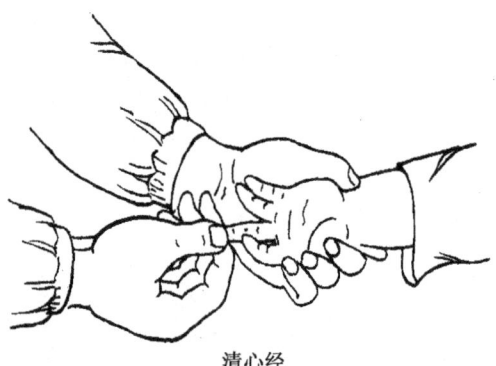

清心经

图 5-10-9

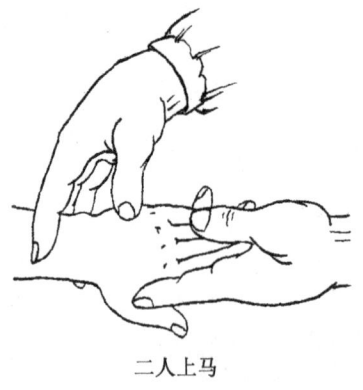

二人上马

图 5-10-10

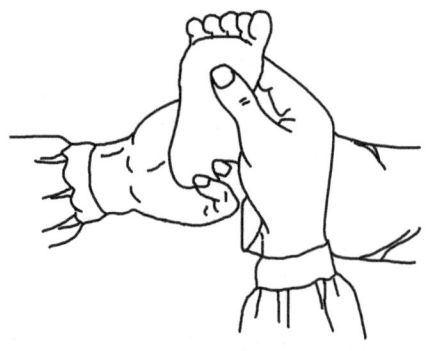

揉涌泉

图 5-10-11

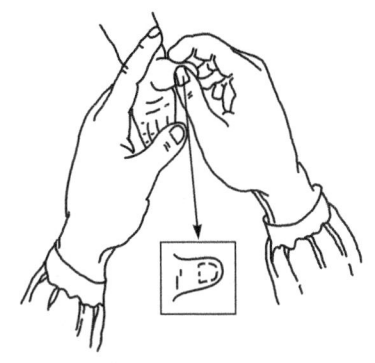
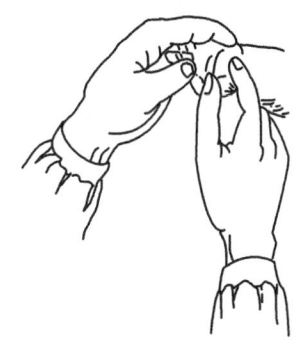

　　(1) 旋推脾经　　　　　　　(2) 屈指直推脾经

图 5-10-12

三、注意事项

(1) 本病的诊断需排除器质性疾病,如隐性脊柱裂、尿道畸形等。男孩要检查有无包皮过长、尿道口炎,女孩要检查外阴有无分泌物。注意有无蛲虫感染等。

(2) 对遗尿患儿,除给予积极的治疗外,要适当增加营养,并注意休息。临睡前 2 小时最好不要饮水,少吃或不吃流质一类食品。

(3) 夜间入睡后,家长应定时叫醒起床排尿,培养良好的生活习惯。做好家长和稍长患儿的思想工作,消除紧张情绪,家长不能打骂和歧视患儿。

四、病例

袁某,男,12 岁。患遗尿 10 余年,有家族遗传史,每晚必尿床 2～3 次,盗汗。拍片提示骶 1 隐裂,诊断为遗尿症(隐裂)。给予推拿治疗,以脾经及督脉穴位为主,加夜尿点。治疗 1 次后即可自醒排尿,且盗汗明显减轻。共治疗 5 次,尿床症状消失,随访未再尿床。

第十一节　小儿疳积

　　疳积是小儿时期,尤其是 1～5 岁儿童的一种常见病证。是由于喂养不当,或寄生虫病等引起,使脾胃受损而导致全身虚弱、消瘦、面黄、发枯等慢性病证。临床主要症状有:初起恶心呕吐、不思饮食、腹胀腹泻;继而烦躁哭闹、睡眠不好、喜俯卧、手足心发热、口渴、午后两颧骨发红、大便时干时稀;最后见患儿面黄肌瘦、头发稀疏、头大颈细、肚脐突出、精神委靡。

一、推拿治疗

(一)症状

形体消瘦,体重不增,面色少华或萎黄,毛发稀疏,食欲不振,或能食善饥,烦躁易怒,大便不调,舌偏淡,苔薄白,食指侧(靠近大拇指方向)的皮肤可见血管纹色白。

(二)治法

1. 选穴

板门、中脘、天枢、四横纹、内八卦、脾经、足三里。

2. 定位

板门:手掌大鱼际平面。

中脘:在上腹部,前正中线上,当脐中上4寸。

天枢:在腹中部,距脐中2寸。

四横纹:掌面食指、中指、无名指、小指第1指间关节横纹处。

内八卦:在掌心内劳宫四周,用拇指或中指腹作顺时针方向运转,称运内八卦法,约50~100次。

脾经:拇指桡侧缘,自指尖至指跟成一线。

足三里:在小腿前外侧,当犊鼻下3寸,距胫骨前缘1横指。

3. 操作方法

揉板门、揉中脘、分腹阴阳、揉天枢消食导滞,疏调肠胃积滞;推四横纹、运内八卦加强以上作用,并能理气调中;补脾经,按揉足三里健脾开胃,消食和中(见图5-11-1至图5-11-7)。

二、注意事项

(1)治疗同时必须注意饮食调节,合理喂养。进食要定时、定量,及时添加辅助食品,多吃含维生素的水果、蔬菜,纠正挑食、偏食、吃零食等不良习惯,提倡母乳喂养。

(2)当病情好转、食欲明显增加时,注意勿过食,以免引起消化功能紊乱。

(3)经常到室外活动,呼吸新鲜空气,多晒太阳。
(4)积极治疗并发症及原发慢性疾病。

三、病例

王某,男,3岁。厌食2月余,面色萎黄,毛发干燥无光,腹部胀满,时有腹泻或便溏。舌质淡苔白,脉细弱。经推拿1个疗程后症状明显减轻,继续推拿和针刺四缝穴1次,经2个疗程治疗而愈。半年后随访,患儿饮食正常,体健活泼。

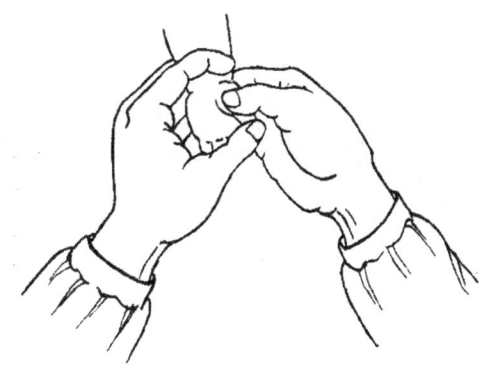

揉板门

图 5-11-1

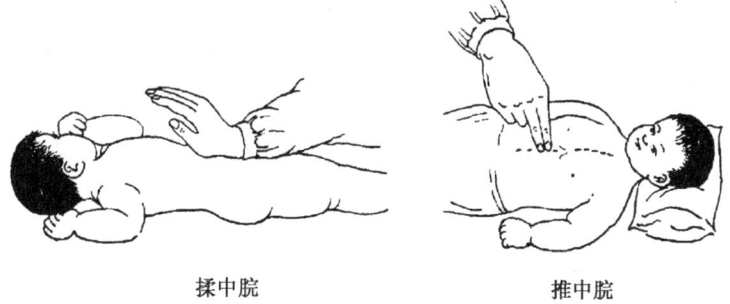

揉中脘　　　　　　推中脘

图 5-11-2

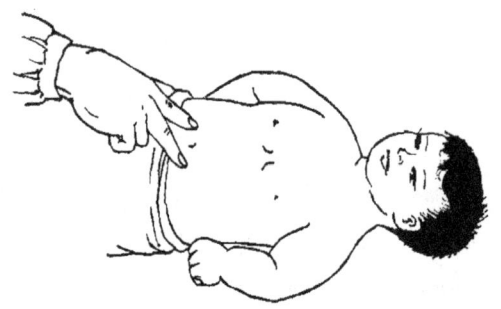

揉天枢
图 5-11-3

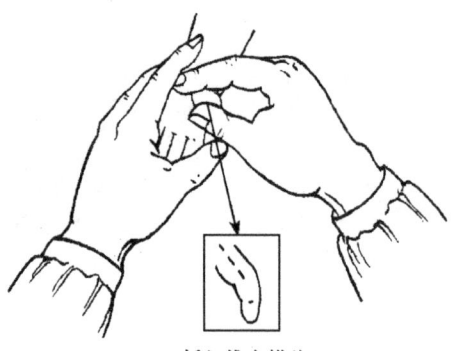

板门推向横纹
图 5-11-4

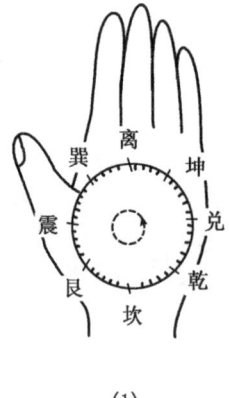

(1)

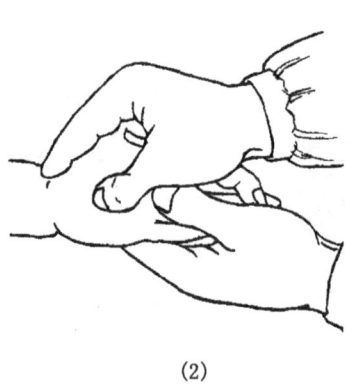

(2)

运八卦
图 5-11-5

第五章 妇儿科疾病

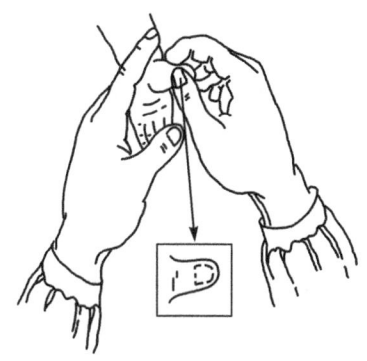 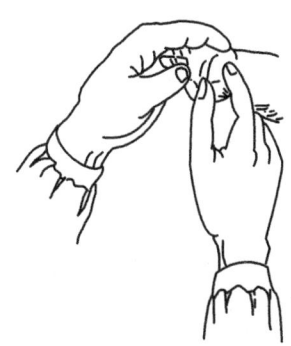

(1) 旋推脾经　　　　　　　　(2) 屈指直推脾经

图 5-11-6

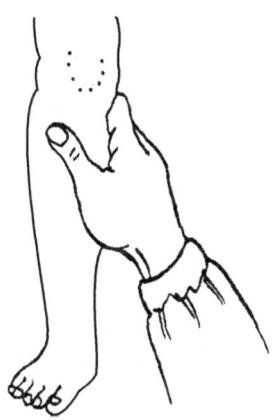

按揉足三里

图 5-11-7

第六章 皮肤五官科疾病

第一节 痤 疮

痤疮是指人体面部、胸部、肩颈部、背项部的局部皮肤表面出现的,形如粟米,分散独立,分布与毛孔一致的小丘疹或黑头丘疹。用力挤压,可见有白色米粒样的汁液溢出,且此愈彼起,反复出现,又称肺风粉刺。痤疮是青春期常见的皮脂腺疾病,因青春期性腺成熟、睾丸酮分泌增加、皮脂腺代谢旺盛、排泄增多,过多的皮脂堵塞毛囊口,经细菌感染而引发炎症所致。本病也可因过食脂肪、糖类,消化不良等因素而引发。在青春期过后,约 30 岁大多可自然痊愈。

一、推拿治疗

(一)症状

同上。

(二)治法

1. 选穴
足三里、肺俞、胃俞、脾俞、三焦俞(见图 6-1-1 至图 6-1-2)。

2. 定位
足三里:在小腿前外侧,当犊鼻下 3 寸,距胫骨前缘 1 横指。
肺俞:在背部第 3 胸椎棘突下,旁开 1.5 寸。
胃俞:在背部第 12 胸椎棘突下,旁开 1.5 寸。
脾俞:在背部第 11 胸椎棘突下,旁开 1.5 寸。
三焦俞:在背部第 1 腰椎棘突下,旁开 1.5 寸。

3. 操作方法
用手掌沿足部足阳明胃经,由上而下沿经络推擦 10 遍,并在足三里穴按揉半分钟,以酸胀为度;用手指从腕至指端,沿手阳明大肠经、手少阳

第六章 皮肤五官科疾病

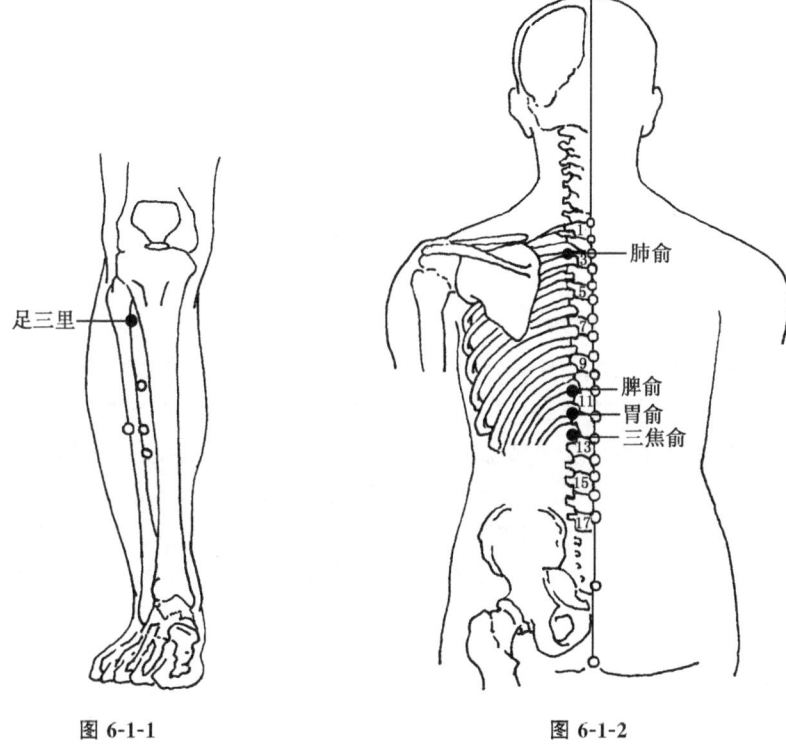

图 6-1-1　　　　　　图 6-1-2

三焦经、手太阳小肠经作按揉摩擦 5～10 遍；在足太阳膀胱经经线作自上而下的擦法。按揉该经上的肺俞、胃俞、脾俞、小肠俞、三焦俞。在足少阴肾经的足部作由下而上轻快的擦法。

二、注意事项

(1)保持情绪稳定,避免过激心理。
(2)少食或忌食肥腻、甘甜、油炸的食品,对动物类脂肪需节制。
(3)内服清热解毒、清利胃肠的中成药,如牛黄解毒片。
(4)洗脸选用脱脂药皂,洗毕可在患处涂消火药膏。

三、病例

赵某,女,17 岁,学生。主诉颜面部反复发作疱疹 2 年,近日加重,鼻尖部出现脓肿、疼痛,内服外用多种药物,疗效不佳。查:两侧面颊及额头布满红斑丘疹,大如黄豆,小如米粒,部分呈脓疱,鼻尖部有一小脓肿,周围皮肤红肿。颈、背部,尤其是背部,红色丘疹较多。舌苔黄腻,舌质红,脉滑数。诊断:①中医诊断　粉刺(湿热蕴结型);②西医诊断　痤疮(Ⅲ度)。采用上述方法治疗10次(1个疗程)后,鼻尖部脓肿消失;2个疗程后,面部痤疮明显减少,继续治疗2个疗程,痤疮全部消失,无新痤疮出现,皮肤光滑润泽。随访无复发。

第二节　荨麻疹

荨麻疹又称"风疹块",是一种常见的过敏性皮肤病。临床表现为:皮肤出现红色或白色风团块,大小不一,小如芝麻,大如蚕豆,扁平凸起,时隐时现,奇痒难忍,如虫行皮中,灼热,抓搔后增大、增多,融合成不规则形状。此病常可持续数小时或数十小时,消退后不留痕迹。急性发作者数小时至数天可愈,慢性患者可反复发作数月甚至数年。现代医学认为,吃鱼、虾、海鲜等食物;或接触化学物质、粉尘;或蚊虫叮咬、日光暴晒、寒风刺激;或精神紧张等诸多因素,皆可引发此病。

一、推拿治疗

(一)症状

发病急,风团色红,灼热剧痒;兼见发热、恶寒、咽喉肿痛、心烦口渴、胸闷腹痛、恶心欲吐,舌淡红,苔薄黄,脉浮数。

(二)治法

1. 选穴
曲池、血海、足三里、肺俞、脾俞、肝俞(见图6-2-1至图6-2-3)。

2. 定位
曲池:屈肘成直角,当肘横纹外侧端与肱骨外上髁连线中点。
血海:屈膝,在大腿内侧,髌底内侧端上2寸,当股四头肌内侧头的隆起处。
足三里:在小腿前外侧,当犊鼻下3寸,距胫骨前缘1横指。
肺俞:在背部第3胸椎棘突下,旁开1.5寸。
脾俞:在背部第11胸椎棘突下,旁开1.5寸。
肝俞:在背部第9胸椎棘突下,旁开1.5寸。

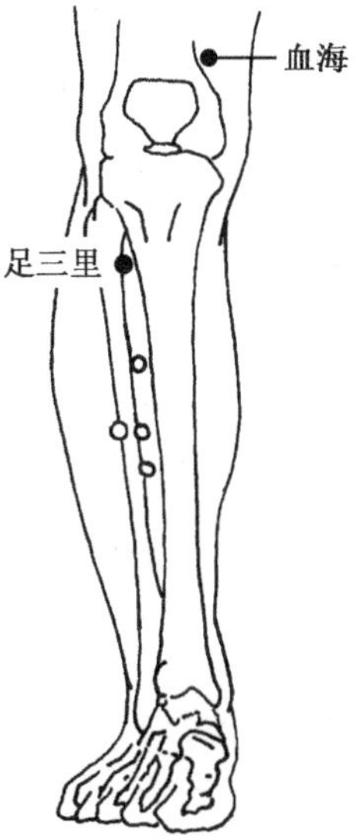

图 6-2-1

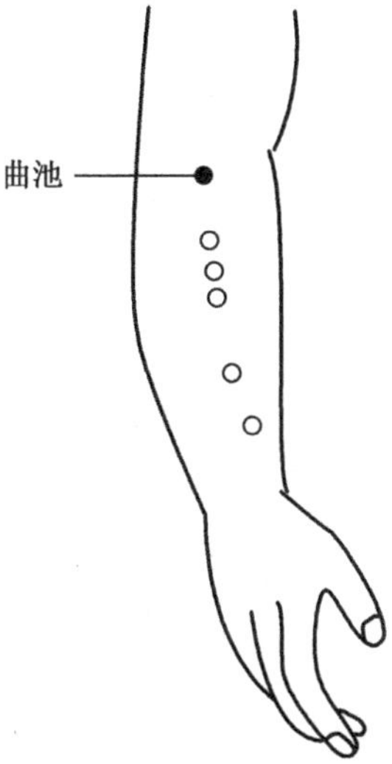

图 6-2-2

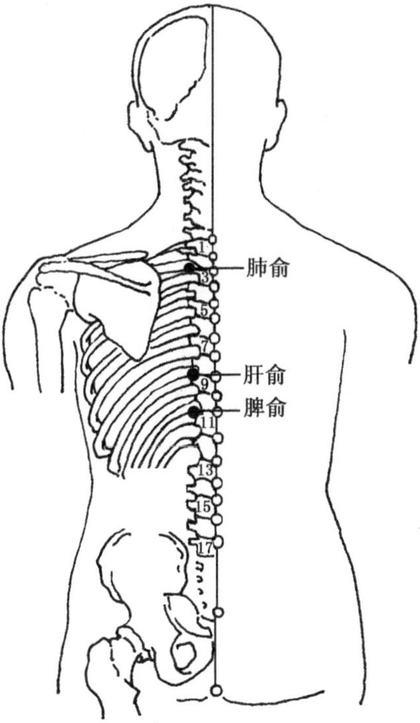

图 6-2-3

3. 操作方法

用拇指按揉曲池、血海、足三里各2~3分钟,以局部发热为度;患者取俯卧位,充分暴露背部,在背部膀胱经及督脉循行部位上施行叩法,循经叩击3~4次。至皮肤潮红、充血为止,重点施术于肺俞、脾俞、肝俞穴,并施于拇指点按法,以有酸胀感为度。

二、注意事项

(1)避免寒冷刺激,防止着凉。

(2)禁吃海鲜、牛羊肉,以免加重症状。忌吃辛辣等刺激性食物及饮酒。

(3)避免手挠,防止抓破皮肤。多饮热水。

三、病例

患者,女,9岁,学生。因外感风寒,全身皮肤出现成片的风团,瘙痒难忍。发病两天,服用息斯敏2片无效,故来求治。选用上法治疗,20分钟后全身风团疙瘩全退,不痒。经治疗7天痊愈,追访未见复发。

第三节 湿 疹

湿疹是一种常见的过敏性炎症性皮肤病,好发于四肢屈侧、手、面、肛门、阴囊等处。本病常因接触过敏原而引发,如化学粉尘、丝毛织物、油漆、药物等。此外,强烈日晒、风寒、潮湿等也会引发。湿疹在临床上有急性和慢性之分。急性期可出现皮肤潮红、皮疹、水泡、脓泡,有渗出、结痂和瘙痒;慢性期可出现鳞屑、苔藓等皮损,皮疹有渗出和融合倾向。无论是急性湿疹还是慢性湿疹,常呈对称分布,且会反复发作和相互转化,一年四季皆可发病。一般分为脾虚、湿热两型。

一、脾虚

(一)症状

皮肤黯淡不红,湿疹如水泡,隐在皮肤内,只有瘙痒才见渗水,后期干燥脱屑;多见于面色差,饮食不香,胃口差,大便次数多且质地清稀,小便不黄,或有腹胀等脾胃症状,舌淡,苔薄白腻,脉细滑。

(二)治法

1. 选穴

脾俞、肺俞、血海、阴陵泉、足三里、三阴交、丰隆、曲池、合谷(见图6-3-1至图6-3-3等)。

2. 定位

脾俞:在背部第11胸椎棘突下,旁开1.5寸。

肺俞:在背部第3胸椎棘突下,旁开1.5寸。

血海:屈膝,在大腿内侧,髌底内侧端上2寸,当股四头肌内侧头的隆起处。

阴陵泉:在小腿内侧,当胫骨内侧髁后下方凹陷处。

足三里:在小腿前外侧,当犊鼻下3寸,距胫骨前缘1横指。

三阴交:在小腿内侧,当足内踝尖上3寸,胫骨内侧缘后方。

丰隆:在小腿前外侧,当外踝尖上8寸,距胫骨前两横指(中指)。

曲池:屈肘成直角,当肘横纹外侧端与肱骨外上髁连线中点。

合谷:在手背,第1、第2掌骨间,当第2掌骨桡侧的中点处。

3. 操作方法

用拇指按揉脾俞、肺俞各2～3分钟,以局部发热为度;用拇指点揉血

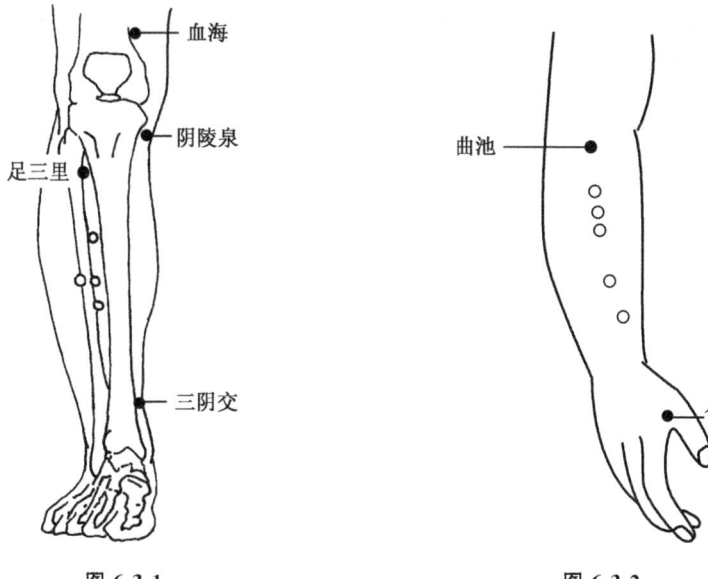

图 6-3-1　　　　　　　　　图 6-3-2

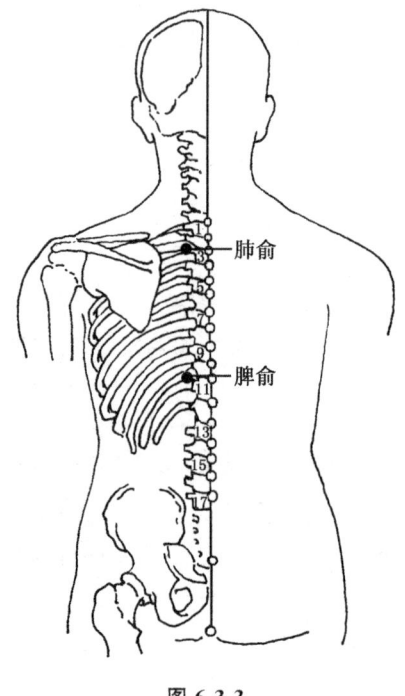

图 6-3-3

海、阴陵泉、三阴交各 2 分钟;用拇指点揉足三里、丰隆穴各 2 分钟;用拇指点压曲池、合谷各 2 分钟。

二、湿热

（一）症状

发病急速,皮肤灼热红肿,或见大片红斑、丘疹、水泡,渗水多,甚至黄水淋漓,质黏而有腥味,结疤后如松脂,可因搔痒太甚而皮肤剥脱一层,大便偏干,小便黄,舌红,苔黄腻,脉滑数。

（二）治法

1. 选穴

曲池、委中、血海、足三里（见图 6-3-1 至图 6-3-2 等）。

2. 定位

曲池:同前。

委中：在腘横纹的中点,当股二头肌腱与半腱肌肌腱的中间。
血海：同前。
足三里：同前。

3. 操作方法

拇指点按曲池、委中、血海、足三里,每穴 2～3 分钟,以有酸胀感为度。

三、注意事项

(1)不要饮酒和吃辛辣刺激性食物,饮食要清淡,不吃鱼、虾、蟹、牛、羊肉等腥、膻的易致敏食品。建议及时采取有效的治疗措施,以免病情发展加重。

(2)尽量减少外界不良刺激,如手抓、外用肥皂、热水烫洗等;衣着应较宽松、轻软,避穿毛织品或尼龙织品。

(3)尽量避免较长时间或短期大剂量外用皮质激素类药物,因为较长时间或短期大剂量外用激素制剂,会成瘾,导致药物依赖性皮炎。

四、病例

李某,女,39 岁,家庭妇女。主诉全身皮肤瘙痒 10 余年。症见:红色皮疹,主要见于面部、颈部、四肢内侧。小腿前侧皮肤粗糙,色素沉着明显,伴口干,舌红苔少微腻,脉细。遇风加重,与劳累、失眠及情绪波动等因素有关。西医诊断为湿疹。经中西医专家治疗,未见好转,经详加辨证,在上述推拿治疗的基础上,取耳穴神门、过敏点、肾、肺、心、肝、内分泌,以王不留行籽贴压。治疗 2 次后,痒感明显减轻,口干亦明显改善,但仍不能见风。连续治疗 2 月余,除小腿前侧微见色素沉着外,诸症均去,即使有吹风等诱因的存在,亦不复发。

第四节　麦粒肿

麦粒肿俗称"偷针眼",是眼睑腺体受葡萄球菌感染所致的急性化脓性炎症。麦粒肿分内、外两种。睫毛毛囊周围皮脂腺的急性化脓性炎症称外麦粒肿;睑板腺的急性化脓性炎症称内麦粒肿。临床症状为:初期眼睑痛痒,睫毛毛囊根部皮肤红肿,有状如麦粒硬结,睑缘有水肿;继则红肿热痛加剧,拒按。轻者数日消散,重者化脓破溃,排脓后自愈。一般分为风热外袭、热毒上攻两型。

一、风热外袭

(一)症状

发病初起,眼皮患处红肿痒痛,触碰患处有硬结,有压痛,或伴怕风、发热、周身不适、头痛等,舌淡红,苔薄黄,脉浮数。

(二)治法

1. 选穴

攒竹、太阳、二间、内庭、风池、合谷(见图 6-4-1 至图 6-4-4 等)。

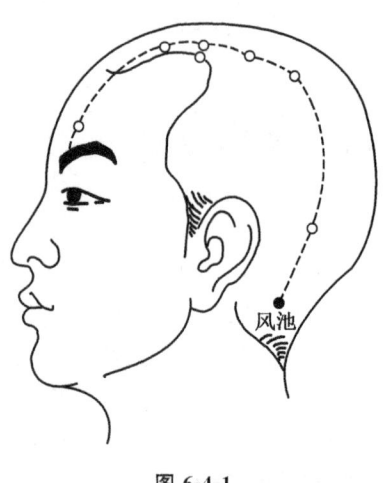

图 6-4-1

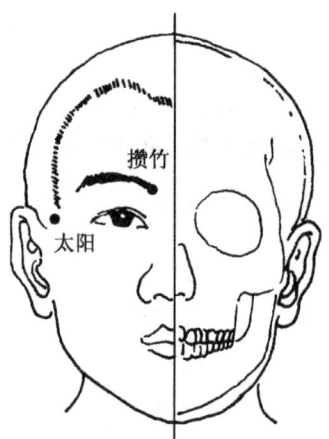

图 6-4-2

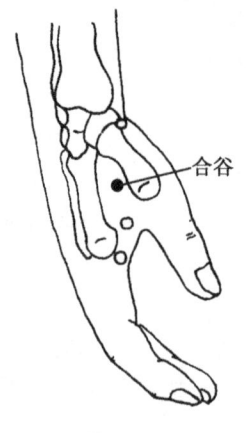

图 6-4-3

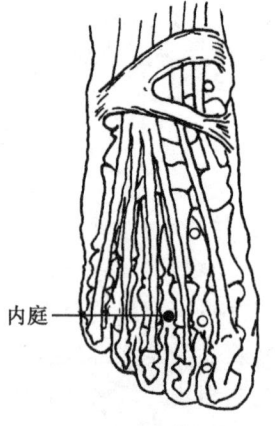

图 6-4-4

第六章 皮肤五官科疾病

2. 定位

攒竹:在面部,当眉头陷中,眶上切际处。

太阳:在颞部,当眉梢与目外眦之间,向后约1横指的凹陷处。

二间:微握拳,在手食指末节(第2掌指关节)前,桡侧凹陷处。

内庭:在足背,当第2、第3趾间,趾蹼缘后方赤白肉际处。

风池:在项部,当枕骨之下,胸锁乳突肌与斜方肌上端之间的凹陷处。

合谷:在手背,第1、第2掌骨之间,当第2掌骨桡侧的中点处。

3. 操作方法

患者仰卧位,术者以拇指指端按压攒竹穴,顺势以拇指罗纹面抹双侧眉毛,至太阳穴处。再以拇指指端按压太阳穴,以有酸胀感为度,可操作8～10遍。按压二间、内庭、风池、合谷穴,每穴操作1～2分钟,以有酸胀感为度。

二、热毒上攻

(一)症状

眼睑红肿,灼热疼痛,硬结肿大,不敢触摸,外眦部的麦粒肿可引起球结膜水肿,甚至突出于睑裂之外;多伴有口渴喜饮,大便干、小便黄等,舌红,苔黄,脉数有力。

(二)治法

1. 选穴

攒竹、太阳、二间、内庭、大椎、曲池、行间(见图 6-4-2、图 6-4-4、图 6-4-5等)。

2. 定位

攒竹:同前。

太阳:同前。

二间:同前。

内庭:同前。

大椎:在背部正中线上,第7颈椎棘突下凹陷中。

曲池:屈肘成直角,当肘横纹外侧端与肱骨外上髁连线中点。

行间:在足背侧,当第1、第2趾间,趾蹼缘后方的赤白肉际处。

3. 操作方法

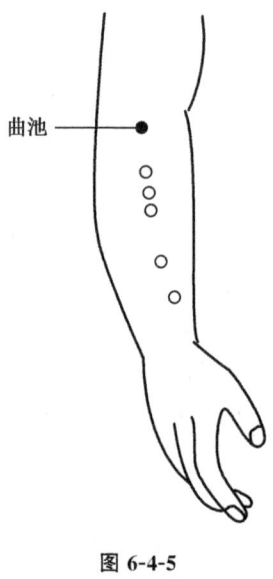

图 6-4-5

患者仰卧位,术者以拇指指端按压攒竹穴,顺势以拇指罗纹面抹双侧眉毛,至太阳穴处,再以拇指指端按压太阳穴,以有酸胀感为度,可操作 8~10 遍。用拇指指腹横擦大椎穴,以局部发热为度。用指按压曲池、行间穴,操作 1~2 分钟,以有酸胀感为度。

三、注意事项

(1)可以用干净的热毛巾湿敷,每次 15 分钟,每天 3 次。

(2)当脓肿成熟时,应该注意眼周的卫生。小脓肿自行破溃后,用消毒纱布拭去脓液;大的需要到医院切开排脓。脓出后再涂上抗生素眼药水或眼膏。

四、病例

张某,男,18 岁,高中生。以左眼睑中心处红肿热痛 1 天来诊。给予上法治疗,3 小时后痛减,红肿减轻,次日红、肿、热、痛尽失,眼睑恢复如常。

第五节 耳鸣、耳聋

耳鸣是听觉功能紊乱而产生的一种临床症状,患者自觉耳内有声,鸣响不断,时发时止,重者可妨碍听觉。引发耳鸣的原因很多,常见的有药物中毒、急性传染病、噪声损伤、颅脑外伤及老年性耳聋等。耳聋是指不同程度的听力减退,轻者耳失聪敏、听声不远或闻声不真,重则听力消失。本病常因内耳迷路炎、中耳炎、耳硬化、耳内肿瘤、药物中毒、内耳震荡及老年性耳聋等引发。

一、推拿治疗

(一)症状

起病较速,突发耳鸣耳聋,伴鼻塞流涕,或有头痛、耳胀闷,或有恶寒发热、身疼,舌淡红,苔薄黄,脉浮数。

(二)治法

1. 选穴

耳门、听宫、听会、翳风、风池、风府(见图 6-5-1 等)。

2. 定位

耳门:在面部,耳屏上切际的前方,下颌骨髁状突的后方,张口有凹陷处。

听宫:在面部,耳屏前,下颌骨髁状突的后方,张口时呈凹陷处。

听会:在面部,耳屏间切际的前方,下颌骨髁状突的后方,张口有凹陷处。

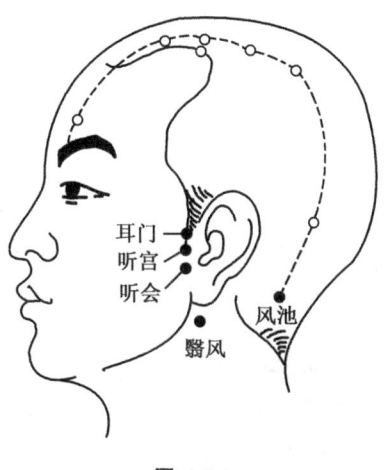

图 6-5-1

翳风:在耳垂后方,当乳突与下颌角之间的凹陷处。

风池:在项部,当枕骨之下,胸锁乳突肌与斜方肌上端之间的凹陷处。

风府:项部,当后发际正中直上 1 寸,枕外隆凸直下,两侧斜方肌之间的凹陷处。

3. 操作方法

患者取坐位,先施行轻柔和缓的㨰法、拿法等手法放松颈椎两侧肌肉 5 分钟。然后在颈椎压痛点周围施以较重的一指禅推法、按法、揉法、弹拨法,操作时间约 10 分钟,直到颈部肌肉放松为止。再按揉患侧的耳门、听宫、听会、翳风、风池、风府,每穴 2 分钟。最后寻找颈椎偏歪的棘突,往往颈 2、颈 3、颈 4 棘突有偏歪,施行颈椎定点扳法,纠正偏歪的棘突。隔日治疗 1 次,10 次为 1 个疗程。

二、注意事项

耳鸣的发展可受各种生活因素的影响,欲避免耳鸣,得从生活预防保健着手。在日常生活中掌握合理和科学的饮食,注重心理和起居的调节,对防治耳鸣具有十分重要的意义。

三、病例

患者,刘某,男,58 岁。因脑外伤后出现左耳耳聋,病程 6 年。采取多种理疗和药物治疗无效。用穴位推拿法治疗 10 次后,耳中蝉鸣、水声感均消失,睡眠质量大幅度提高。

第六节 鼻出血

鼻出血可由外伤引起,也可由鼻病引起,如鼻中隔弯曲、鼻窦炎、鼻肿瘤等,有些全身疾病也是诱因,如高热、高血压等;妇女内分泌失调,在经期易鼻出血,称为"倒经"。天气干燥、气温高也可引起鼻出血。临床鼻出血多见于一侧,少的仅在鼻涕中带有血丝,多的则从一侧鼻孔流出鲜血,甚至从口中和另一侧鼻孔同时流出鲜血。鼻出血易引起患者紧张,但越紧张,出血越严重。

一、推拿治疗

(一)症状

鼻出血点滴渗出,血色鲜红,伴有鼻塞、口鼻干燥、咳嗽,或有发热,舌红,苔薄黄,脉浮数。

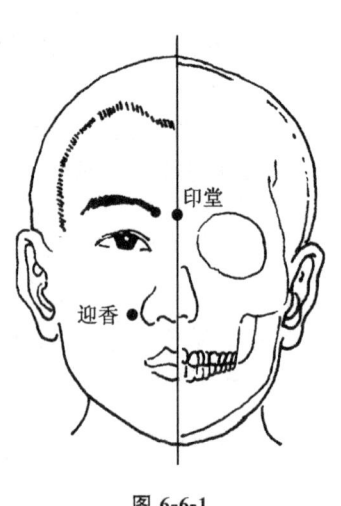

图 6-6-1

(二)治法

1. 选穴

印堂、迎香(见图 6-6-1)。

2. 定位

印堂:在头额部,两眉头之中间。

迎香:在鼻翼外缘中点旁,当鼻唇沟中。

3. 操作方法

用左手或右手拇指、食指夹住鼻根两侧。用力向下拉,由上而下连拉 12 次。用拇指或食指、中指的指腹点按印堂穴(位于两眉中间)12 次。也可用两手中指的指腹。一左一右地交替按摩印堂穴。

二、注意事项

(1)避免仰头,流鼻血时的仰头姿势,会使血液由于重力原因顺着鼻道向后流到咽喉部,如将其咽入胃内,就会刺激胃肠黏膜,产生胃部不适乃至呕吐;当咽血量过多、过急时,还容易呛入气管及肺内,造成呼吸道梗阻。

(2)鼻部可用湿毛巾或冰块冷敷,以缩短止血时间。如果10分钟后还是无效,应立即到医院就诊。

三、病例

某男,20岁。在公园游玩时,突发鼻出血不止,其家人惊惶失措,笔者见状,遂以上法治疗,并用冷水拍打其脸颊及项部,出血马上止住。

第七节 慢性鼻炎

慢性鼻炎是指鼻腔黏膜及黏膜下层的慢性炎症。慢性鼻炎主要是因急性鼻炎反复发作或失治而造成。此外,慢性扁桃体炎、鼻中隔弯曲、鼻窦炎及邻近组织病灶的反复感染,有害气体、粉尘、花粉等长期刺激,皆可引发本病。主要症状有:突发型鼻痒,连续喷嚏,鼻塞流涕、分泌物增多、嗅觉减退、咽喉干燥,伴有头痛、头晕等。

一、推拿治疗

(一)症状

多见于发病初期或长期鼻炎因外感而急性发作,鼻塞、涕多白黏清稀或微黄,伴头痛、咳嗽、咳痰、喷嚏不断、鼻痒,舌淡,苔薄白,脉浮缓。

(二)治法

1. 选穴

睛明、印堂、攒竹、太阳、地仓、迎香、风池、风府、肩井、大椎、肺俞、风门(见图6-7-1至图6-7-3等)。

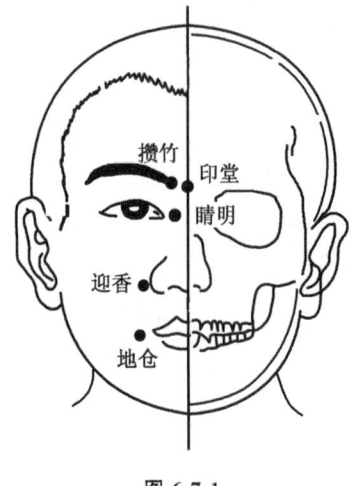

图 6-7-1

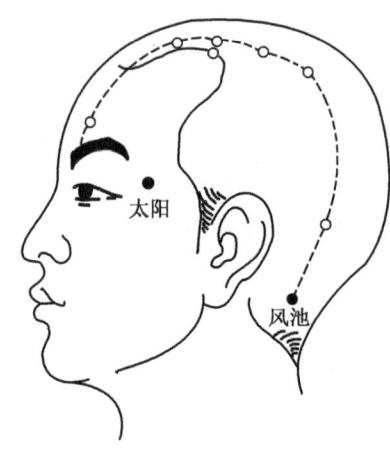

图 6-7-2

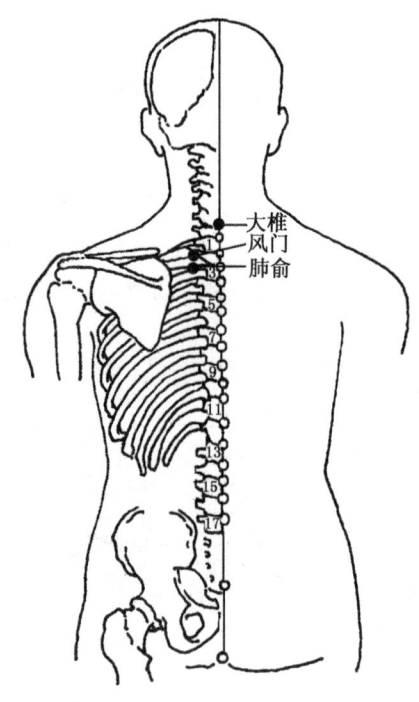

图 6-7-3

2. 定位

睛明：在面部，目内侧角稍上方凹陷处。

印堂:在额部,两眉头的中间。

攒竹:在面部,当眉头陷中,眶上切际处。

太阳:在颞部,当眉梢与目外侧之间,向后约1横指的凹陷处。

地仓:在面部口角外侧,上直对瞳孔。

迎香:在鼻翼外缘中点旁,当鼻唇沟中。

风池:在项部,当枕骨之下,胸锁乳突肌与斜方肌上端之间的凹陷处。

风府:项部,当后发际正中直上1寸,枕外隆凸直下,两侧斜方肌之间的凹陷处。

肩井:在肩上,前直乳中,当大椎与肩峰端连线的中点。

大椎:在背部正中线上,第7颈椎棘突下凹陷中。

肺俞:在背部,当第3胸椎棘突下,旁开1.5寸。

风门:在背部,当第2胸椎棘突下,旁开1.5寸。

3. 操作方法

患者取仰卧位,全身放松,医者运用推摩法自迎香穴顺鼻两侧由下而上,经睛明穴、印堂穴、攒竹穴、太阳穴、地仓穴至迎香穴,反复多次,同时配合按揉迎香穴和太阳穴,以头面部感到温热为度。患者取坐位,医者点揉风池穴、风府穴,以酸胀为度;接着用拿法自风池沿颈椎两侧治疗5分钟;再拿两侧肩井,按揉大椎、肺俞、风门各2分钟,以酸胀为度。

二、注意事项

(1)加强劳动防护,避免或减少接触有害气体、粉尘。

(2)患急性鼻炎时,应注意休息,积极治疗。平时注意加强体质锻炼。

(3)慢性单纯性鼻炎可使用1%麻黄素滴鼻,注意掌握滴鼻方法。

(4)勿长期使用鼻眼净。

(5)下鼻甲的手术应慎重,因过度切除可诱发萎缩性鼻炎。

三、病例

某男,26岁。鼻塞、头痛1周。鼻音重,嗅觉失灵。既往有鼻炎史4年余,曾服用消炎、滴鼻净等药物,疗效短,易复发。查体未见其他明显异常。诊断:慢性鼻炎。治疗:宜疏风宣肺,通利鼻窍。以上法治疗1次后,患者感到头痛减轻,鼻塞解除,呼吸通畅,治疗20次后症状消失。1年后随访未复发。

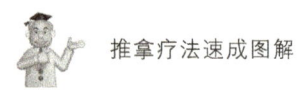

第八节 过敏性鼻炎

过敏性鼻炎又称变态反应性鼻炎,是身体对某些过敏源的敏感性异常增高而出现的一种以鼻黏膜病变为主要特征的异常反应。现代医学认为,本病与过敏变态反应体质、精神失调、内分泌失调等因素有关,常因气温变化、化学气体、刺激性气味、烟尘花粉、药物反应等引发。临床特征有鼻黏膜潮湿、水肿、鼻炎、鼻塞、流涕、喷嚏、咳嗽、嗅觉减退等。

一、推拿治疗

(一)症状

鼻痒、喷嚏频频,鼻涕连续不断,质清稀,嗅觉减退,伴有头晕乏力,怕寒,口淡,多在天气变化或感冒时症状加重,舌淡红,苔薄白,脉浮紧。

(二)治法

1. 选穴

攒竹、迎香、四白、禾髎、素髎、天柱、肾俞、肺俞、脾俞(见图6-8-1至图6-8-2等)。

2. 定位

攒竹:在面部,当眉头陷中,眶上切际处。

迎香:在鼻翼外缘中点旁,当鼻唇沟中。

四白:在面部瞳孔直下,当眶下孔凹陷处。

禾髎:在上唇部,鼻孔外缘直下,平水沟穴。

素髎:在面部,当鼻尖的正中央。

天柱:在项部,大筋(斜方肌)外缘之后发际凹陷中,约当后发际正中旁开1.3寸。

肾俞:在腰部第2腰椎棘突下,旁开1.5寸。

肺俞:在背部第3胸椎棘突下,旁开1.5寸。

脾俞:在背部第11胸椎棘突下,旁开1.5寸。

3. 操作方法

患者取仰卧位,医者站其右侧,先用双拇指指腹自攒竹穴沿鼻翼两侧轻推至迎香穴,往返5次,以疏理经络,通利鼻气。后用一手拇指与食指

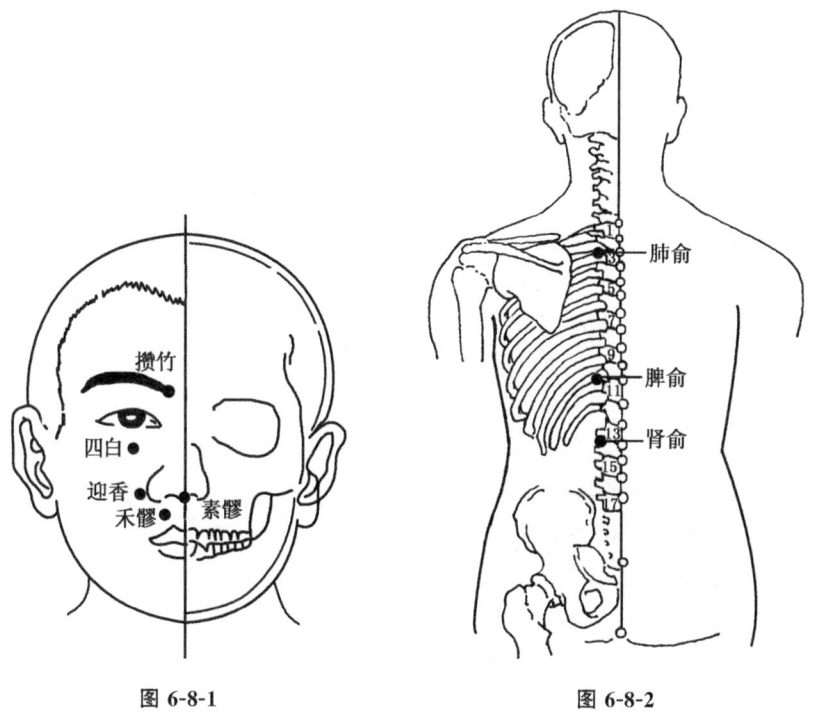

图 6-8-1　　　　　　　　图 6-8-2

对称揉捏其鼻根部至鼻内,使有发热感。再慢慢向下沿鼻翼两侧揉至迎香穴。此法可活血通气、止嚏、敛涕。接着用一手的拇指指腹按揉其鼻根部,至其鼻内有酸胀感,此法可行气血、开鼻窍。最后点按两侧四白、迎香、禾髎等穴位,拇指、食指对称捏掐素髎穴。以上各穴均需操作约1分钟,以宣通鼻窍。患者取俯卧位,医者站其左侧,先在其肩背部施用㨰法2~3分钟,以疏风解表、宣肺利气。然后从天柱至肾俞进行指捏法3~5分钟,以清头散风,调理肺气。最后依次点按肺、脾、肾俞各1分钟,均以得气为佳,用来调理脏腑功能,温肺、养脾、固肾。

二、注意事项

尽可能避免接触吸入性变应原,如室内外尘埃、尘螨、真菌、动物皮毛、羽毛、棉花絮等,这些变应原多引起常年性发作,植物花粉引起者多为季节性发作。食物性变应原有鱼虾、鸡蛋、牛奶、面粉、花生、大豆等。某些药品,如磺胺类药物、奎宁、抗生素等也可致病。接触物如化妆品、汽油、油漆、酒精等。

三、病例

徐某,女,16岁,学生。因 1 天前去公园游玩感受寒凉,即感鼻酸、鼻痒,继而喷嚏频作,并伴有大量清涕及眼泪。上述症状呈间歇性发作,就诊时鼻内黏膜潮湿、肿胀,色苍白,舌质淡,苔薄白,脉细涩,诊断为过敏性鼻炎。证属:肺气虚弱,寒邪袭肺。经推拿治疗 1 次后,上述症状消失。数小时后又复发。但程度较前有减轻。继续治疗 2 次后痊愈。

第九节　慢性咽炎

慢性咽炎是指咽部黏膜、淋巴组织及黏液腺的弥漫性炎症。本病常反复发作,经久不愈,主要是急性咽炎治后病邪未完全清除,迁延而成。此外,上呼吸道感染、用嗓过度(唱歌、说话)、长期吸烟饮酒等也可导致慢性咽炎。临床症状有咽部发干、发痒、灼热、疼痛、有异物感、吞咽不适、声音嘶哑或失音等,重症者伴有咳嗽、咳痰,晨起较甚。

一、推拿治疗

(一)症状

咽喉红肿疼痛,咽干咽痒,声音嘶哑,可伴有发热头痛,烦渴,口臭,咳痰黄稠,腹胀便秘,小便黄赤,舌红,苔黄,脉数。

(二)治法

1. 选穴

天突、百会、云门、迎香、肺俞、人迎、廉泉、风池、肩井、合谷、肾俞、涌泉(见图 6-9-1 至图 6-9-3 等)。

2. 定位

天突:在颈部,当前正中线上,胸骨上窝中央。

百会:在头部,前发际正中直上 5 寸,或两耳尖连线的中点。

云门:在胸前壁的外上方,肩胛骨喙突上方,锁骨下窝凹陷处,距前正中线 6 寸。

迎香:在鼻翼外缘中点旁,当鼻唇沟中。

肺俞:在背部第 3 胸椎棘突下,旁开 1.5 寸。

第六章 皮肤五官科疾病

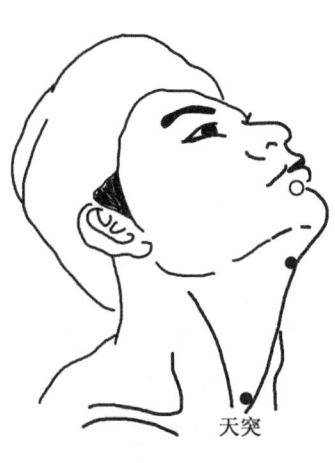

图 6-9-1

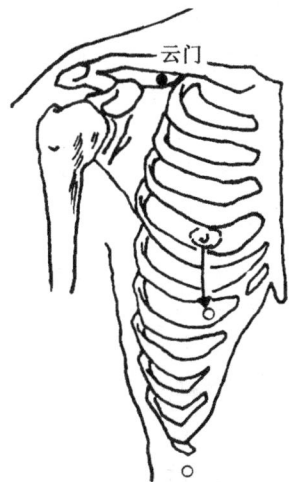

图 6-9-2

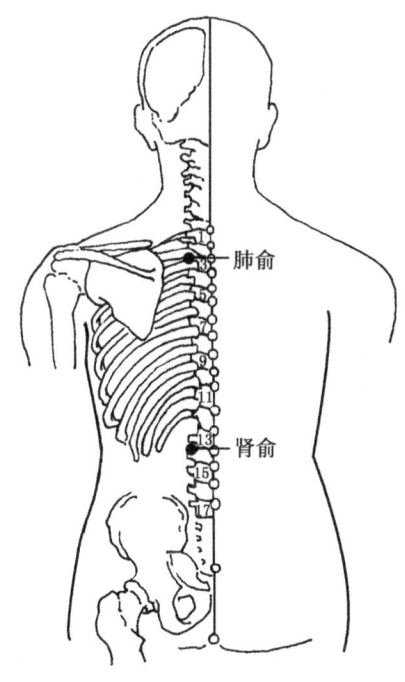

图 6-9-3

人迎：在颈部喉结旁，当胸锁乳突肌的前缘，颈总动脉搏动处。
廉泉：在颈部，当前正中线上，结喉上方，舌骨上缘凹陷处。
风池：在项部，当枕骨之下，胸锁乳突肌与斜方肌上端之间的凹陷处。
肩井：在肩上，前直乳中，当大椎与肩峰端连线的中点。
合谷：在手背，第1、第2掌骨之间，当第2掌骨桡侧的中点处。
肾俞：在腰部第2腰椎棘突下，旁开1.5寸。
涌泉：在足底部，卷足时足前部凹陷处，约当足底第2、第3趾趾缝纹头端与足跟连线的前1/3与后2/3的交点上。

3. 操作方法

用一指禅推或按揉法施术于天突、百会、云门、迎香、肺俞、人迎、廉泉，每穴约1分钟。捏脊3～5次，拿风池、肩井、合谷8～10次，擦肾俞、涌泉，以擦热为度。20日为1个疗程，视病程长短及恢复程度分别治疗1～2个疗程。

二、注意事项

(1) 禁烟酒，忌食辛辣，饮食以清淡为主。

(2) 注意口腔卫生，坚持早晚及饭后刷牙。减少烟酒和粉尘刺激。应加强身体锻炼，增强体质，预防呼吸道感染。积极治疗咽部周围器官的疾病。合理安排生活，保持心情舒畅，避免烦恼郁闷。保持室内合适的温度和湿度。

三、病例

患者男，47岁。不明原因引起咽喉部异物梗阻感1年，加重2个月。吞之不下，吐之不出，咽喉部干燥，灼热感，服中西药治疗无效。咽喉部检查：黏膜稍肿胀，轻度充血。舌尖微红，苔薄黄，脉细数。诊断为慢性咽喉炎。经过上诉方法治疗1次，当时顿感咽喉部异物消失，眼睛明亮，头脑清晰。经过3次治疗，咽喉部异物感及充血症状全部消失，随访1年未复发。

第十节　扁桃体炎

扁桃体炎是指咽部淋巴组织受到细菌和病毒感染而引起的一种喉科炎性疾病，多发于儿童和青少年。本病有急、慢性之分，具有传染性。患

第六章 皮肤五官科疾病

者一般在疲劳、感冒、受凉以后,机体抵抗力下降时感染发病,并通过飞沫接触、用品接触或食物而传染给别人。急性起病急骤,伴有高热、头痛、恶心、呕吐、全身不适、吞咽困难、咽部充血及扁桃体肿大;慢性大多因急性反复发作,治疗不当迁延而致,有头痛、乏力、咽部不适、消化不良、易疲劳及夜间低热等症状。

一、推拿治疗

(一)症状

起病急,咽喉灼热疼痛,口干口渴,伴有恶寒高热、头痛、吞咽困难,全身疲倦酸痛,查体可见咽喉充血,舌红,苔黄,脉浮数。

(二)治法

1. 选穴

照海、涌泉(见图 6-10-1 等)。

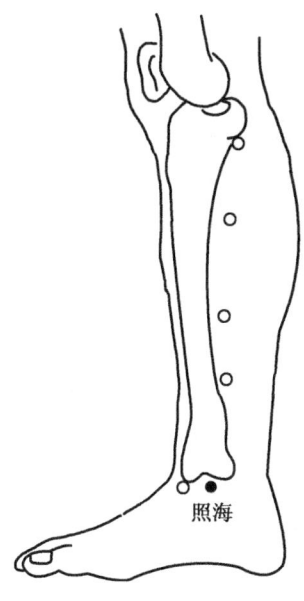

图 6-10-1

2. 定位

照海:在足内侧,内踝尖下方凹陷处。

涌泉:在足底部,卷足时足前部凹陷处,约当足底二、三趾趾缝纹头端与足跟连线的前 1/3 与后 2/3 交点上。

3. 操作方法

患者取仰卧位,取双侧照海穴与涌泉穴,用拇指指腹点揉。每天 1 次,每次 20 分钟,以有酸胀发热感为度,7 天 1 个疗程。1 个疗程后,嘱患者每日洗脚后自行操作 20 分钟,坚持 3 周,共治疗 4 周。

二、注意事项

禁止食用油炸、姜、辣椒等热性食品,多吃牛奶、瘦肉、鱼类、水果、蔬菜,做到营养均衡,注意预防感冒。

三、病例

患者,李某,男,16 岁。因口腔疼痛难以进食 3 天,伴有咽干咽痒就诊。检查见扁桃体充血,Ⅰ度肿大。遂以上法治疗 1 个疗程,临床症状消失,扁桃体明显缩小,无充血。而后自行治疗 2 周,痊愈。

参 考 文 献

1　王之虹等．推拿手法学．北京：人民卫生出版社，2001
2　李义凯等．中国脊柱推拿手法全书．北京，军事医学科学出版社，2005
3　魏　征．脊椎病因治疗学．香港：商务印书馆，1992

图书在版编目（CIP）数据

推拿疗法速成图解 / 柴铁劬主编. —北京：科学技术文献出版社，2009.6
（2022.3重印）
（中医实用技术）
ISBN 978-7-5023-6382-6

Ⅰ. 推… Ⅱ. 柴… Ⅲ. 按摩疗法（中医）—图解 Ⅳ.① R244.1-64

中国版本图书馆 CIP 数据核字（2009）第 095050 号

推拿疗法速成图解

策划编辑：樊雅莉　　责任编辑：樊雅莉　　责任校对：唐 炜　　责任出版：张志平

出　版　者	科学技术文献出版社
地　　　址	北京市复兴路15号　邮编　100038
编　务　部	（010）58882938，58882087（传真）
发　行　部	（010）58882868，58882870（传真）
邮　购　部	（010）58882873
官方网址	www.stdp.com.cn
发　行　者	科学技术文献出版社发行　全国各地新华书店经销
印　刷　者	北京高迪印刷有限公司
版　　　次	2009年6月第1版　2022年3月第3次印刷
开　　　本	650×950　1/16
字　　　数	240千
印　　　张	15.25
书　　　号	ISBN 978-7-5023-6382-6
定　　　价	24.00元

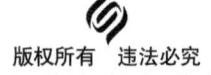

版权所有　违法必究

购买本社图书，凡字迹不清、缺页、倒页、脱页者，本社发行部负责调换